FRUCHTBARKEIT ECHTES ESSEN

Übernehmen Sie die Verantwortung für Ihren Körper während der Schwangerschaft mit Preconception Nutritions.

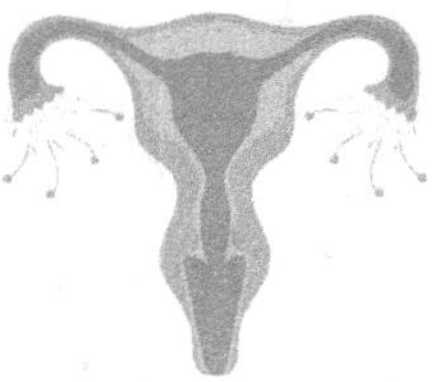

Misty M.Perkins

FRUCHTBARKEI T ECHTES ESSEN

Übernehmen Sie die Verantwortung für Ihren Körper während der Schwangerschaft mit Preconception Nutritions.

Misty M. Perkins

Fruchtbarkeit echtes Essen

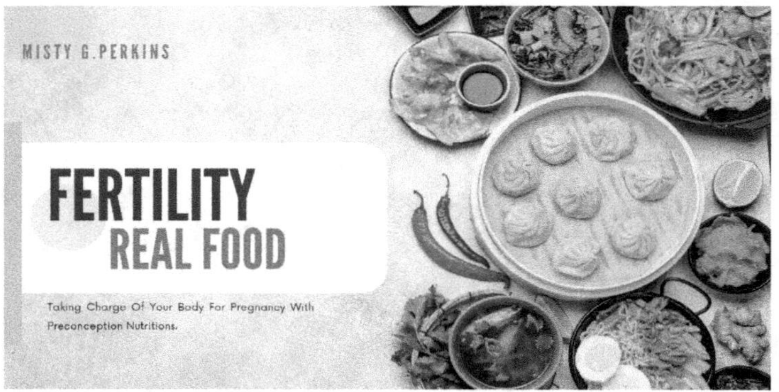

URHEBERRECHTE ©

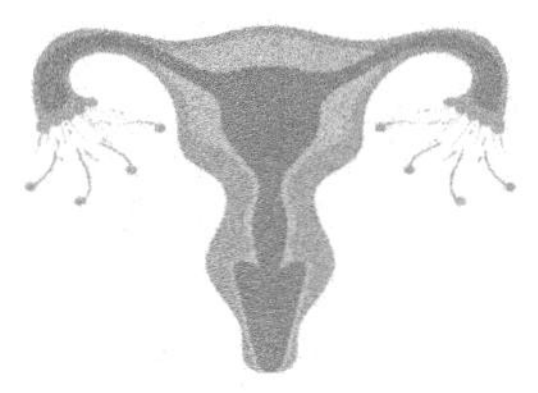

KOSTENLOSE
E-MAIL-BERATUNG

Wir freuen uns, dass Sie sich entschieden haben, unser Buch als Ausgangspunkt für Ihren Fruchtbarkeitsweg zu nutzen. Wir sind sehr dankbar für Ihr Vertrauen und Ihre Unterstützung, die uns sehr viel bedeutet.

Als Dankeschön möchten wir Ihnen eine besondere Chance bieten.
Gerne bieten wir Ihnen eine ausführliche E-Mail-Beratung an, bei der wir alle Fragen oder Schwierigkeiten besprechen können, auf die Sie bei der Umsetzung der gemeinsamen Prämisse des Buches in die Praxis stoßen könnten.

Sie können uns per E-Mail unter jj870496@gmail.com erreichen und wir werden Ihnen in weniger als einem Tag persönlich antworten.
Bitte beachten Sie, dass nur diejenigen, die dieses Buch gekauft haben, Anspruch auf diese kostenlose Beratung haben.

Wir möchten Ihnen noch einmal von ganzem Herzen für Ihre Unterstützung danken und freuen uns darauf, Sie auf Ihrem Weg zur Fruchtbarkeit zu unterstützen.

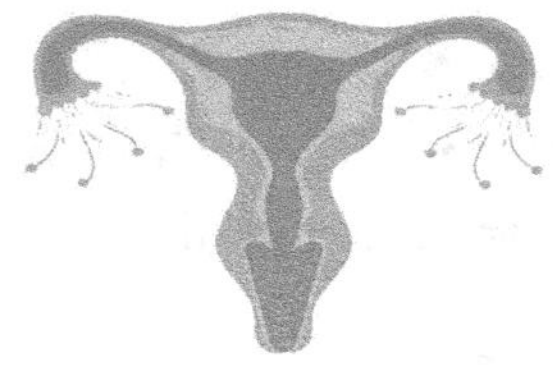

HINGABE

An die Seelen, die die Wunder der Schöpfung sehen wollen,

Dieses Buch ist mehr als nur ein Kochbuch oder ein strenger Ernährungsratgeber. Es ist eine helfende Hand, ein Schimmer von Optimismus inmitten des Mysteriums rund um die Fruchtbarkeitspfade. Es ist für diejenigen gedacht, die die Qual eines leeren Kinderzimmers, den Schmerz unerfüllter Hoffnungen und das stille Bedürfnis nach einem Abschluss erlebt haben.

Dieses Buch ist ein Begleiter für Menschen, die sich mit unerschütterlichem Optimismus in die labyrinthartige Welt der Reproduktionsbehandlungen begeben und sich mit Nadeln und Medikamenten zurechtgefunden haben. Hier finden Sie nicht nur Ernährungsratschläge, sondern auch eine mitfühlende Anerkennung Ihrer Herausforderungen, eine Hommage an Ihre Hartnäckigkeit und eine Erinnerung daran, dass Ernährung über den Tellerrand hinausgeht.

Dieses Buch ist eine Einladung an Menschen, die mehr über den Reichtum der Natur erfahren und natürliche Routen erkunden möchten. Wir erforschen die wirkungsvolle Sprache echter Lebensmittel und wie sie Ihren Körper unterstützen und nähren können, um Ihre Fortpflanzungsfähigkeit zu maximieren. Es ist ein Aufruf, sich selbst durch bewusste Entscheidungen und eine engere Verbindung zu Ihrem Wohlbefinden zu stärken, und nicht eine Garantie für Wunder über Nacht.

Dieses Buch ist ein Hoffnungsschimmer für alle, die gegen die negativen und zweifelnden Stimmen ankämpfen. Es dient als Erinnerung an Ihre natürliche Stärke, das erstaunliche Potenzial Ihres Körpers und das transformierende Potenzial der Selbstfürsorge. Es ist eine freundliche Erinnerung daran, auf die Chancen zu vertrauen, die vor Ihnen liegen, und eine Bestätigung Ihrer Gefühle.

Ich hoffe, dass dieses Buch Ihnen Trost, Weisheit und einen Hoffnungsschimmer auf Ihrem Weg spenden wird. Denken Sie daran, dass Sie nicht allein sind. Sie sind kompetent, haben es verdient und sind des Wunders würdig, auf das Sie hoffen.

Mit Mitgefühl und Ermutigung,

Misty G. Perkins

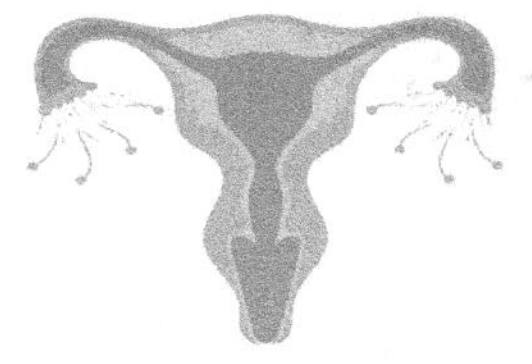

MEINE PERSÖNLICHE ERFAHRUNG MIT UNFRUCHTBARKEIT

Meine beiden rosa Linien waren ein Hohn. Nach Monaten sorgfältiger Diagramme, Ovulationstests und Temperaturdiagramme ein unerwünschter Witz. Meine farbenfrohen Fantasien von Lachen und kleinen Fingern verschwanden in einer grausamen Realität: Unfruchtbarkeit ohne bekannte Ursache.

„Wir können keinen Grund finden", sagte der Arzt und hallte in meinen Gedanken wider wie eine tägliche Erinnerung an die undurchdringliche Mauer, die mich von meinem größten Wunsch trennte. Mit dem leeren Optimismus jeder Sitzung und dem antiseptischen Geruch von Desinfektionsmitteln kam mir die völlige Sterilität der IVF-Klinik wie ein zweites Zuhause vor. Nadelnwurde mein unerwünschte Kumpels, jeder Idiot ein kleiner Verrat.

Plattitüden von wohlmeinenden, aber unwissenden Freunden tun weh wie Salz auf einer offenen Wunde. Sie würden sagen: „Entspann dich einfach!" ohne den Druck anzuerkennen, der sich wie eine gefräßige Schlange in mir zusammenrollte. Ich wandte mich nach innen und suchte Trost in den gemeinsamen Erfahrungen und kleinen Erfolgen von Fremden, die in Internetforen gegen denselben unsichtbaren Feind kämpften.

Eines Tages tauchte ein Hoffnungsschimmer auf: „Fruchtbarkeitsnahrung". Ich ging hinein mit dem Zynismus von jemandem, der ertrinkt und sich an einen Strohhalm klammert. Meine Küche veränderte sich, buntes Gemüse ersetzte kommerzielle Fertiggerichte und exotische Gewürze verliehen der Atmosphäre ein fremdes Versprechen. Das Kochen entwickelte sich zu einem Ritual, einer Meditation der Körperliebe, deren Heilung ich mir zum Ziel gesetzt hatte.

Der Weg war gefährlich. Tränen vermischten sich mit Kurkuma, der Optimismus ging fast in Trauer unter. Negative Testergebnisse waren wie ein Schlag ins Gesicht und schwächten meine ohnehin schon schwache

Willenskraftalle. Aber ein Funke glühte in der Dunkelheit. In den ruhigen Zeiten fand ich eine Kraft, von der ich nicht wusste, dass ich sie hatte, indem ich mich mit Essen und Selbstmitgefühl ernährte.

Eines Morgens jedoch überkam mich ein neues Gewicht. Das stetige Flattern eines Pulses auf dem Bildschirm, nicht das Plastik einer Prüfung. Diesmal liefen mir Freudentränen über die Wangen. Es war ein langer Weg voller Kummer und Selbstzweifel, aber am Ende fühlte ich mich stärker und näher an meinem Körper und der unerschütterlichen Liebe meines Partners.

Nicht auf einem Silbertablett, sondern eingebettet in die Handfläche meines neuen, veränderten Körpers, war mein Wunder. Nicht das Leben, das ich trug, sondern das Leben, das ichwiederentdeckt darin war das größte Geschenk. Die Wunden sind immer noch da, eine Erinnerung an die Kämpfe, die ich erlitten habe, aber sie sind jetzt in das Gefüge meiner Elternschaft eingewebt und dienen als ergreifende Erinnerung daran, dass die bedeutungsvollsten Reisen oft in den tiefsten Tiefen unseres Herzens beginnen.

Und ich murmele: „Danke, Starker", während ich mein Kind umarme, eine Liebesgeschichte, geschrieben voller Leid und Hoffnung. Du hast mir klar gemacht, dass ich immer ein Wunder war."

BIO DES AUTORS

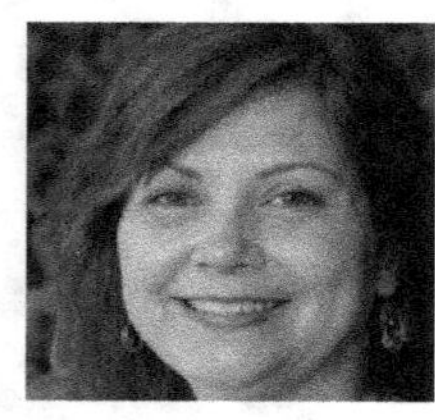 Die registrierte Ernährungsberaterin Misty M. Perkins ist eine glühende Befürworterin dafür, dass Menschen fundierte Ernährungsentscheidungen treffen können. Sie hat ihr Berufsleben der Unterstützung von Einzelpersonen bei der Maximierung ihrer Gesundheit und ihres Wohlbefindens durch evidenzbasierte Techniken und individuelles Coaching gewidmet und verfügt über jahrelange Erfahrung auf diesem Gebiet.

Misty hat eine Spezialausbildung in Fruchtbarkeitsernährung abgeschlossen und verfügt über einen Master-Abschluss in Ernährung. Mittlerweile betreibt sie eine erfolgreiche Privatpraxis und hält regelmäßig Gastvorträge auf Konferenzen und Seminaren, um Menschen und Mediziner über die tiefgreifenden Auswirkungen der Ernährung auf die Gesundheit, einschließlich der Fruchtbarkeit, aufzuklären.

Misty ist eine freundliche Person, die Menschen auf ihrem persönlichen Weg wirklich unterstützen möchte, auch außerhalb ihrer beruflichen Aktivitäten. Ihre Arbeit zeigt ihre mitfühlende Art und ihr Engagement für die Bereitstellung klarer, nützlicher Informationen. Sie ist sich der Schwierigkeiten und Komplikationen bewusst, die mit einer Empfängnis einhergehen.

Inspiriert davon, ihr Wissen weiterzugeben und anderen die Möglichkeit zu geben, die Kontrolle über ihre reproduktive Gesundheit zu übernehmen, schrieb Misty „Ein echtes Kochbuch für schwangere Frauen: Ein effektiver Ansatz für eine echte Schwangerschaftsernährung". Ihr wissenschaftliches Fachwissen und ihr tiefes Bewusstsein für die Bedürfnisse jeder Person vereinen sich in diesem Buch bieten ein umfassendes und inspirierendes Handbuch zur Maximierung der Fruchtbarkeit durch ganzheitliche Techniken zum Wohlbefinden und achtsames Essen.

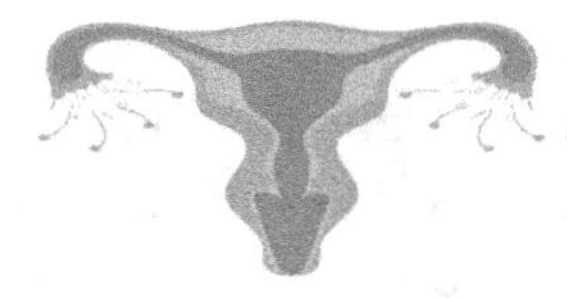

Fruchtbarkeit echtes Essen

Übernehmen Sie die Verantwortung
für Ihren Körper während der
Schwangerschaft mit Preconception
Nutritions.

Misty M. Perkins

Fruchtbarkeit echtes Essen

INHALTSVERZEICHNIS

<u>Vollkornprodukte und ihre Bedeutung für die Fruchtbarkeit</u>

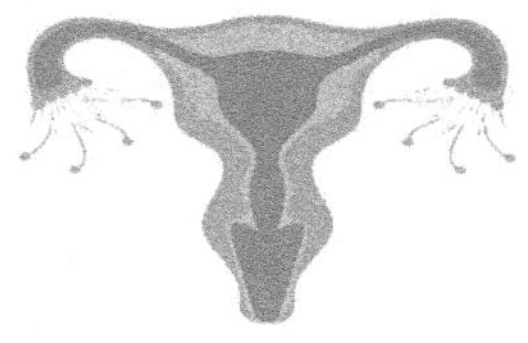

VORWORT

Eine Familie zu gründen ist ein sehr intimes und manchmal schwieriges Unterfangen. Es ist voller Hoffnung, Begeisterung und manchmal auch Schwierigkeiten. In diesem aufmunternden Buch erfahren Sie mehr über das unglaubliche Potenzial des „Nature's Toolkit" für die Fruchtbarkeit.

Dieses Buch ist nicht nur eine Liste von Lebensmitteln und ihren Nährstoffen. Es erforscht die komplexen Mechanismen Ihres Körpers und deckt das voneinander abhängige Netzwerk von Hormonen, die Gesundheit Ihrer Eizellen und Spermien sowie die entscheidende Funktion tatsächlicher, vollständiger Mahlzeiten auf. Sie können aktiv dazu beitragen, Ihre Fruchtbarkeit zu maximieren und ein förderliches Umfeld für die Empfängnis zu schaffen, indem Sie diese wesentlichen Komponenten verstehen.

Die Autoren bieten hilfreiche Ratschläge und faktenbasiertes Wissen aufgrund ihrer Erfahrung und ihres aufrichtigen Wunsches, andere auf ihrer Fortpflanzungsreise zu unterstützen. Durch die Vereinfachung schwieriger wissenschaftlicher Ideen in verständliche Begriffe ermöglichen sie Ihnen, fundierte Entscheidungen über Ihre Ernährung und Lebensweise zu treffen.

Dieses Buch ist mehr als nur ein strenger Leitfaden oder eine Zusammenstellung von Rezepten. Es dient als Freund, Mentor und Inspirationsquelle. Es ermahnt Sie, eine ganzheitliche Sicht auf die Empfängnis einzunehmen und betont den Wert von Stressreduzierung, achtsamer Ernährung und allgemeinem Wohlbefinden.

Dieses Buch bietet aufschlussreiche Analysen und praktische Empfehlungen für alle, die ihre Gesundheit verbessern möchten, unabhängig davon, ob sie aktiv versuchen, schwanger zu werden, über die Gründung einer Familie nachdenken oder beides. Es erinnert Sie daran, dass die Natur Ihnen bereits ein wirksames Werkzeugset für den Erfolg gegeben hat, und gibt Ihnen das

Selbstvertrauen und das Wissen, die Kontrolle über Ihre Fortpflanzungsreise zu übernehmen.

Während Sie den aufregenden Weg zur Familiengründung beschreiten, möchte ich, dass Sie sich in diese Seiten vertiefen, das hier enthaltene Wissen annehmen und sich auf eine Reise der Selbstfindung und Selbstbestimmung begeben.

Misty M. Perkins
Fruchtbarkeit – echtes Essen

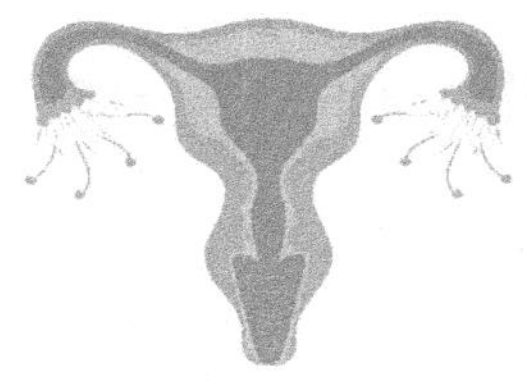

EINFÜHRUNG

Die Reise annehmen: Warum echtes Essen für die Fruchtbarkeit wichtig ist

Der Weg zur Elternschaft kann aufregend und erwartungsvoll sein, kann aber auch mit Schwierigkeiten verbunden sein, beispielsweise mit Fruchtbarkeitsproblemen. Bei dieser Konzeptsuche steht oft die Bedeutung von „echtem Essen" im Mittelpunkt. Aber warum hat gerade unsere Ernährung einen so großen Einfluss auf die Gesundheit unserer Fruchtbarkeit?

Hier sind einige Hauptargumente dafür, warum der Verzehr echter Lebensmittel die Fruchtbarkeit beeinträchtigt:

1. Grundlagen für die Ernährung schaffen:

Wichtige Nährstoffe: Für eine optimale Fortpflanzungsgesundheit benötigt der Körper wichtige Vitamine, Mineralien, Antioxidantien und gesunde Fette, die in echten Lebensmitteln enthalten sind, die reich an Vollkornprodukten, Obst, Gemüse, Hülsenfrüchten und magerem Fleisch sind. Diese Nährstoffe unterstützen die allgemeine Gesundheit, die Spermien- und Eizellenqualität sowie das Hormongleichgewicht.
Mangel an Nährstoffen: Andererseits sind verarbeitete Mahlzeiten reich an zugesetztem Zucker, schädlichen Fetten und raffinierten Kohlenhydraten und oft mangelt es ihnen an diesen lebenswichtigen Elementen. Diese Unzulänglichkeiten können den Eisprung beeinträchtigen, das hormonelle Gleichgewicht stören und die Spermienqualität beeinträchtigen.

2. Fördernde Gleichgewichtshormone:

Hormonregulierung: Echte Lebensmittel spielen eine wichtige Rolle bei der Regulierung wichtiger Fortpflanzungshormone wie Testosteron, Östrogen und Insulin. Diese Hormone sind für die Spermienproduktion, den Eisprung und einen normalen Menstruationszyklus unerlässlich.

Störungen reduzieren: Verarbeitete Lebensmittel können zu hormonellen Ungleichgewichten führen, die zu unregelmäßigen Perioden, dem polyzystischen Ovarialsyndrom (PCOS) und sogar einem Rückgang der Spermienzahl führen. Dies liegt an ihrem hohen glykämischen Index und ihren entzündungsfördernden Eigenschaften.

3. Förderung der Gesundheit von Spermien und Eizellen:

Bausteine für die Fortpflanzung: Eine nährstoffreiche Ernährung liefert die Bausteine, die für die Bildung gesunder Eizellen und Spermien erforderlich sind. Zink, essentielle Fettsäuren, Folsäure und andere Nährstoffe unterstützen eine gesunde Spermienmotilität, DNA-Integrität und Zellteilung.

Beheben von Mängeln: Unzureichende Mengen dieser essentiellen Nährstoffe können sich nachteilig auf die Qualität der Eizellen auswirken und zu einem geringeren Risiko einer Befruchtung und einer Fehlgeburt führen. Ebenso können Defekte in der Beweglichkeit, Morphologie und Anzahl der Spermien die Empfängnis erschweren.

4. Entzündungen und Gewicht kontrollieren:

Aufrechterhaltung eines gesunden Gewichts: Der Verzehr echter Lebensmittel hilft Ihnen, ein gesundes Gewicht zu halten, das für die Fruchtbarkeit unerlässlich ist. Untergewicht kann die Regelmäßigkeit der Menstruation und die Qualität der produzierten Eizellen beeinträchtigen, während Fettleibigkeit den Eisprung und die Hormonsynthese beeinträchtigen kann.

Minimierung von Entzündungen: Zahlreiche Fortpflanzungsprobleme stehen im Zusammenhang mit chronischen Entzündungen. Echte Lebensmittel können Entzündungen reduzieren und die Umgebung für die Empfängnis verbessern, da sie reich an Nährstoffen sind, die entzündungshemmende Eigenschaften haben.

5. Allgemeines Wohlbefinden und Gesundheit:

Verbesserung der allgemeinen Gesundheit: Der Verzehr echter Lebensmittel ernährt den gesamten Körper und verbessert die allgemeine Gesundheit und das Wohlbefinden. Eine stärkere Immunität, ein verbessertes Management chronischer Krankheiten und ein höheres Energieniveau sind nur einige Beispiele dafür, und sie alle können sich positiv auf die Fruchtbarkeit auswirken.

Unterstützung einer gesunden Schwangerschaft: Sie können Ihren Körper auf eine gesunde Schwangerschaft vorbereiten und Ihrem heranwachsenden Baby die bestmögliche Ernährung bieten, indem Sie mit echter

Nahrung eine Grundlage für eine hervorragende Ernährung schaffen.

Zusammenfassend lässt sich sagen, dass die Annahme echter Nahrung mehr bedeutet, als nur den Hunger zu stillen. Es gibt Ihnen die Möglichkeit, die Verantwortung für Ihre reproduktive Gesundheit zu übernehmen, Ihre Chancen auf eine Schwangerschaft zu erhöhen und Ihnen die Tür zu einer glücklichen, gesunden Schwangerschaft und Familie zu öffnen. Sie können Ihren Körper, Ihren Geist und Ihr Fortpflanzungspotenzial stärken, indem Sie echte, vollwertige Mahlzeiten zur Priorität machen. Dies legt den Grundstein für einen glücklichen und lohnenden Weg zur Elternschaft.

Eine Roadmap zur optimalen Fruchtbarkeit: Navigieren in Ihrem Buch

Eine Familie zu gründen kann eine aufregende und manchmal einschüchternde Reise sein. Fruchtbarkeitsprobleme können diesen Weg noch erschweren. Aber Sie können Ihre Fruchtbarkeit maximieren und Ihre Chancen auf die Verwirklichung Ihres Wunsches, eine Familie zu gründen, erhöhen, indem Sie proaktiv sind und eine umfassende Strategie verfolgen.

Diese Roadmap bietet Ihnen wichtige Benchmarks und umsetzbare Maßnahmen, die Sie bei der Bewältigung Ihrer reproduktiven Reise unterstützen:

1. Seien Sie sich Ihrer Fruchtbarkeit bewusst

Kennen Sie Ihre Periode: Machen Sie sich mit den verschiedenen Stadien und Zeitpunkten des Eisprungs der Menstruation vertraut. Verfolgen Sie Ihren Zyklus und bestimmen Sie Ihr realisierbares Fenster, indem Sie Techniken zur Fruchtbarkeitserkennung wie die Beobachtung des Zervixschleims oder die Verfolgung der Basaltemperatur anwenden.
Konsultieren Sie einen Fachmann: Vereinbaren Sie einen Termin für eine Beratung mit einem Spezialisten für reproduktive Gesundheit im medizinischen Bereich. Sie können alle Ihre Fragen beantworten, Ihre individuelle Situation beurteilen und maßgeschneiderte Vorschläge unterbreiten.
2. Einrichtung der Fruchtbarkeitsbank:

Achten Sie auf eine nährstoffreiche Ernährung: Geben Sie vollwertigen, unverarbeiteten Lebensmitteln wie Obst, Gemüse, Vollkornprodukten, Hülsenfrüchten und mageren Proteinen Vorrang vor verarbeiteten Lebensmitteln. Die in diesen Lebensmitteln enthaltenen essentiellen Vitamine,

Mineralien und Antioxidantien ernähren Ihren Körper und fördern eine gesunde Fortpflanzung.

Vorurteilspräparate, über die Sie nachdenken sollten: Sprechen Sie mit Ihrem Arzt über die Aufnahme von Vorurteilsvitaminen in Ihre Ernährung. Diese Nahrungsergänzungsmittel können beiden Paaren helfen, indem sie etwaige Vitamindefizite beheben und zusätzliche Unterstützung bieten.

3. Damit Ihr Lebensstil funktioniert:

Umgang mit Stress: Anhaltender Stress kann sich nachteilig auf das Hormongleichgewicht und die allgemeine Gesundheit auswirken. Um Stress erfolgreich zu bewältigen, probieren Sie stressreduzierende Methoden wie Yoga, Meditation oder Zeit in der Natur aus.

Prioritäten setzen. Schlaf: Versuchen Sie, jede Nacht sieben bis acht Stunden lang gut zu schlafen. Ausreichend Schlaf ist entscheidend für die Hormonregulation und die allgemeine Gesundheitsförderung, zwei Dinge, die für die Fruchtbarkeit von entscheidender Bedeutung sind.

Halten Sie Ihr Gewicht unter Kontrolle: Unter- oder Übergewicht kann sich auf Ihre Empfängnisfähigkeit auswirken. Legen Sie einen gesunden Gewichtsbereich fest und wenden Sie in Zusammenarbeit mit Ihrem Arzt langfristige Techniken zur Gewichtskontrolle an.

Reduzieren Sie Ihre Giftbelastung: Reduzieren Sie die Belastung durch Schadstoffe in der Umwelt, wie zum Beispiel Zigarettenrauch, zu viel Alkohol und bestimmte

Chemikalien in Haushaltsgegenständen. Diese Gifte können das hormonelle Gleichgewicht stören und die Spermien schädigen.

4. Hindernisse überwinden:

Frühzeitige Intervention: Lassen Sie sich professionell beurteilen, wenn Sie ein Jahr lang erfolglos versucht haben, schwanger zu werden (oder sechs Monate, wenn Sie über 35 Jahre alt sind). Ihre Erfolgsaussichten können erhöht werden, wenn Sie alle möglichen zugrunde liegenden Bedenken durch frühzeitige Diagnose und Maßnahmen ansprechen.
Untersuchung von Behandlungsmöglichkeiten: Abhängig von Ihren individuellen Umständen stehen möglicherweise verschiedene Fruchtbarkeitstherapien zur Verfügung. Sprechen Sie mit Ihrem Arzt über diese Alternativen, um den besten Aktionsplan für Sie zu finden.

5. Unterstützung aufrechterhalten und Resilienz stärken:

Vernetzen Sie sich mit anderen: Bitten Sie Ihren Ehepartner, Ihre Familie, Freunde oder Online-Fruchtbarkeitsgruppen um Unterstützung. Sich mit anderen zu vernetzen, die einen ähnlichen Weg gehen, und Ihre Erfahrungen auszutauschen, kann zu aufschlussreichen Gesprächen und emotionaler Unterstützung führen.

Behalten Sie eine positive Einstellung bei: Das Elternsein bringt möglicherweise viele Hindernisse mit sich, aber Sie können Ihre emotionale Belastbarkeit und Ihr Wohlbefinden erheblich verbessern, indem Sie eine positive Einstellung bewahren und der Selbstfürsorge Priorität einräumen.

Bedenken Sie, dass es sich bei dieser Roadmap nur um einen grundlegenden Überblick handelt und dass Ihre eigene Reise möglicherweise anders verläuft. Es ist wichtig, eng mit Ihrem Gesundheitsdienstleister zusammenzuarbeiten, um eine individuelle Strategie zu entwickeln, die Ihre individuellen Anforderungen und Situation berücksichtigt. Sie können Ihre Fruchtbarkeitsreise mit mehr Selbstvertrauen angehen und Ihre Chancen, Ihre Familienbildungsziele zu erreichen, erhöhen, indem Sie einen ganzheitlichen Ansatz verfolgen, Ihrer Gesundheit und Ihrem Wohlbefinden höchste Priorität einräumen und bei Bedarf fachkundige Hilfe in Anspruch nehmen.

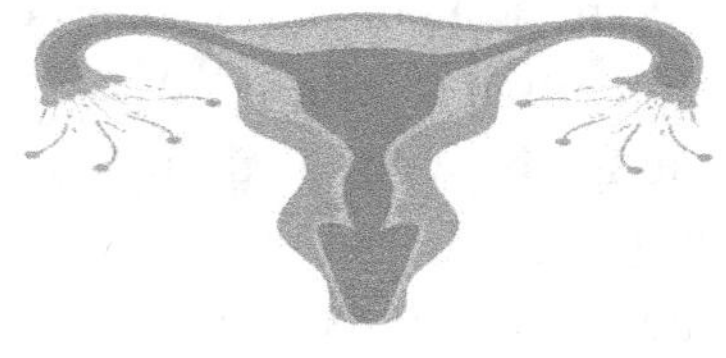

Kapitel 1

Verstehen Sie Ihre Fruchtbarkeit: Der Kreislauf des Lebens

Der Menstruationszyklus erklärt

Jeden Monat bereitet sich Ihr Körper durch den komplizierten, hormonell gesteuerten Menstruationszyklus auf die Schwangerschaft vor. Der durchschnittliche Zyklus dauert zwischen 24 und 38 Tagen, bei manchen Frauen kann die Periode kürzer oder länger ausfallen. Die vier Hauptstufen sind wie folgt unterteilt:

Menstruation:

Dies ist wahrscheinlich die Phase, an die Sie denken, wenn Sie das Wort „Periode" hören. Dazu gehört der Verlust der Gebärmutterschleimhaut (Endometrium), die in Erwartung einer möglichen Schwangerschaft zugenommen hat und drei bis sieben Tage anhält. Die Vagina ist der Austrittspunkt für Endometriumgewebe und Blut.
Der Östrogen- und Progesteronspiegel ist in diesem Stadium niedrig.
2. Follikelphase:

Normalerweise dauert diese Phase sieben bis vierzehn Tage. Während dieser Zeit beginnen Ihre Eierstöcke Follikel zu bilden, das sind winzige Säcke, die Eier enthalten.
Diese Follikel sprießen als Reaktion auf steigende Östrogenspiegel. Die anderen werden zurückgehen, während der dominante Follikel weiter wächst.
3. Der Eisprungsprozess:

Normalerweise beginnt diese Phase am 14. Tag eines 28-Tage-Zyklus. Eine reife Eizelle, die vom dominanten Follikel freigesetzt wird, gelangt durch den Eileiter in die Gebärmutter.
Der Eisprung wird durch einen Anstieg des luteinisierenden Hormons (LH) verursacht.
4. Phase des Luteum:

Es ist die 14-Tage-Phase, egal wie lang der Zyklus ist.

Progesteron wird vom Corpus luteum produziert, der sich aus dem leeren Follikel entwickelt. Das Endometrium, die Gebärmutterschleimhaut, ist dank Progesteron bereit, eine befruchtete Eizelle aufzunehmen.

Ohne eine Schwangerschaft kommt es zu einer Degeneration des Gelbkörpers, wodurch der Progesteron- und Östrogenspiegel sinkt. Als Reaktion auf diesen Rückgang löst sich die Gebärmutterschleimhaut, was den Beginn des folgenden Menstruationszyklus signalisiert.

Zusatzinformation

Fruchtbares Fenster: Die fünf Tage vor dem Eisprung und der eigentliche Tag des Eisprungs sind normalerweise die fruchtbarsten Zeiten Ihres Zyklus.

Variationen: Der Zeitpunkt des Eisprungs und die Dauer des Zyklus können von Frau zu Frau und sogar von Zyklus zu Zyklus innerhalb derselben Frau variieren. Stress, Krankheiten und Veränderungen des Hormonspiegels sind einige der Faktoren, die den Zyklus beeinflussen können.

Überwachen Sie Ihren Zyklus: Zu wissen, wann der Eisprung stattfindet und wie Ihr Zyklus funktioniert, kann unter anderem für die Familienplanung, das Fruchtbarkeitsbewusstsein und die Behandlung bestimmter medizinischer Störungen nützlich sein. Hierzu können verschiedene Techniken eingesetzt werden, darunter Kits zur Vorhersage des Eisprungs, die Beobachtung des Zervixschleims und die Aufzeichnung der Basaltemperatur.

Denken Sie daran, dass Sie sich von einem Gesundheitsdienstleister individuell beraten und beurteilen lassen sollten, wenn Sie unregelmäßige Perioden haben oder Bedenken hinsichtlich Ihres Menstruationszyklus haben.

Methoden zur Fruchtbarkeitsaufklärung

Natürliche Familienplanungsmethoden, sogenannte Fertility Awareness Methods (FAMs), unterstützen Sie bei der Überwachung Ihres Menstruationszyklus und der Bestimmung Ihres fruchtbaren Fensters bzw. der Tage, an denen Sie am wahrscheinlichsten schwanger werden. Durch die Überwachung und Dokumentation mehrerer Fruchtbarkeitsindikatoren ermöglichen Ihnen diese Techniken, entweder Barrieremaßnahmen wie Kondome zur Empfängnisverhütung zu nutzen oder auf Sex zu verzichten, während Sie fruchtbar sind.

Hier sind einige typische FAMs:

1. Kalenderbasierte Techniken:

Die Standard-Tage-Methode ist eine Technik zur Bestimmung fruchtbarer Tage, die auf der Idee basiert, dass der Eisprung jeden Monat etwa zur gleichen Zeit stattfindet. Dabei müssen Sie die Dauer Ihres Zyklus über viele Monate hinweg überwachen und anhand bestimmter Tage (normalerweise die Tage 8–19 eines 28-Tage-Zyklus) herausfinden, wann Sie fruchtbar werden müssen. Kalenderrhythmus-Technik: Dieser Ansatz basiert wie der Standardtage-Ansatz auf der Zyklusüberwachung, bestimmt das fruchtbare Fenster jedoch nach anderen Prinzipien.

2. Methoden basierend auf Symptomen:

Beim Zervixschleim-Ansatz geht es darum, Schwankungen in der Menge und Konsistenz des Zervixschleims im Verlauf Ihres Menstruationszyklus zu verfolgen. Ihr lebensfähiges Fenster wird durch Schleim angezeigt, der um den Eisprung herum dünn, klar und glitschig wird.
Messen Sie Ihre Temperatur jeden Morgen gleich nach dem Aufwachen mithilfe der Basaltemperatur-Technik (BBT). Nach dem Eisprung kann ein geringfügiger Anstieg der Körpertemperatur ein Zeichen dafür sein, dass Sie nicht mehr fruchtbar sind.

Symptothermischer Ansatz: Um fruchtbare und unfruchtbare Tage genauer zu identifizieren, kombiniert diese Methode die BBT mit der Beobachtung von Veränderungen im Zervixschleim.

3. Alternative Techniken:

Methode der Gebärmutterhalsposition: Diese Technik umfasst die Überwachung der Position und Festigkeit des Gebärmutterhalses während des gesamten Zyklus. Um den Eisprung herum wird der Gebärmutterhals weicher und hebt sich.

FAM-Vorteile:

Hormonfrei und natürlich: Es kommen keine Medikamente oder Geräte zum Einsatz.

Stärkend und lehrreich: Verbessert Ihr Verständnis Ihres Menstruationszyklus und Ihres Körpers.

kann sowohl zur Empfängnisplanung als auch zur Empfängnisverhütung verwendet werden.

Die Nachteile von FAMs

erfordert Selbstbeherrschung und Engagement: Für zuverlässige Ergebnisse müssen Fruchtbarkeitssymptome konsequent verfolgt und beobachtet werden.

Es kann schwierig sein, es richtig zu verstehen und anzuwenden: Eine hohe Wirksamkeit erfordert eine perfekte Anwendung, was für manche Personen eine Herausforderung sein kann.

Nicht so erfolgreich wie andere Verhütungstechniken: Fehler des Anwenders und Anomalien im Zyklus können die Wirksamkeit erheblich beeinträchtigen.

Zu beachtende Punkte:

FAMs sind nicht jedermanns Sache. Sie sind möglicherweise nicht geeignet, wenn Sie an fruchtbaren Tagen Schwierigkeiten haben, auf Geschlechtsverkehr zu verzichten, unregelmäßige Perioden haben oder bestimmte medizinische Probleme haben.

Für konsistente Ergebnisse ist es wichtig, dass Sie den jeweiligen Ansatz genau beherrschen und ihn regelmäßig durchführen.

Um Hilfe beim Verständnis und der erfolgreichen Anwendung von FAMs zu erhalten, kann es hilfreich sein, mit einem Arzt oder einem zertifizierten Fruchtbarkeitspädagogen zu sprechen.

Obwohl FAMs einen natürlichen Ansatz zur Aufklärung über Fruchtbarkeit darstellen, ist es wichtig, die Vor- und Nachteile abzuwägen und mit Ihrem Arzt darüber zu sprechen, um zu entscheiden, ob sie die beste Option für Sie sind.

Verfolgen Sie Ihren Zyklus für ein optimales Timing

Die Überwachung Ihres Menstruationszyklus kann Ihnen helfen, Ihren Körper besser zu verstehen, die Gelegenheit zur Empfängnis zu nutzen und sogar Ihre Familienplanungsziele zu erreichen. So können Sie vom Tracking profitieren:

Die Vorteile der Zyklusverfolgung

Bestimmen Sie Ihr Fortpflanzungsfenster: Sie können die Tage planen, an denen Sie am wahrscheinlichsten schwanger werden, indem Sie die Länge Ihres Zyklus und den Zeitpunkt des Eisprungs kennen.

Schätzen Sie ab, wann Ihre Periode eintrifft: Durch die Nachverfolgung können Sie Ihre täglichen Aktivitäten besser verwalten und Überraschungen vermeiden, indem Sie vorhersehen, wann Ihre Periode eintrifft.

Halten Sie Ausschau nach Anomalien: Die Verfolgung kann Trends hervorheben und auf Veränderungen oder Anomalien in Ihrem Zyklus hinweisen, die einen medizinischen Rat erfordern können.

Erfahren Sie mehr über Ihre Gesundheit: Periodische Schwankungen können auf zugrunde liegende medizinische Störungen wie Schilddrüsenprobleme oder Hormonstörungen hinweisen. Die Überwachung kann

Ihnen dabei helfen, etwaige Probleme frühzeitig zu erkennen.

Fördern Sie die Fruchtbarkeitsplanung: Die Zyklusüberwachung gibt Ihnen die Möglichkeit, fundierte Entscheidungen auf der Grundlage der Signale Ihres Körpers zu treffen, unabhängig davon, ob Sie aktiv versuchen, schwanger zu werden, oder eine natürliche Schwangerschaft vermeiden möchten.

Techniken zur Überwachung:

Kalender-Apps: Zahlreiche Smartphone-Anwendungen wurden speziell für die Überwachung des Menstruationszyklus entwickelt. Mit Hilfe dieser Anwendungen können Sie bequem Ihre Symptome, Periodendaten und andere relevante Daten aufzeichnen. Ihre Daten können dann zur Bereitstellung von Prognosen und Erkenntnissen genutzt werden.

Aufzeichnen Ihrer Basaltemperatur (BBT): Bei dieser Technik wird Ihre Temperatur jeden Morgen direkt beim Aufwachen gemessen und in einem Diagramm aufgezeichnet. Nach dem Eisprung kann ein geringfügiger Anstieg der Körpertemperatur ein Zeichen dafür sein, dass Sie nicht mehr fruchtbar sind.

Hinweis zum Zervixschleim: Das Finden Ihres fruchtbaren Fensters kann auch dadurch unterstützt werden, dass Sie Veränderungen in der Menge und Qualität des Zervixschleims während Ihres Menstruationszyklus verfolgen. Um den Eisprung herum wird der Schleim dünn, durchsichtig und glitschig.

Kombinationstechniken: Die Beobachtung des Zervixschleims in Verbindung mit der BBT-Aufzeichnung kann ein genaueres Bild Ihres Zyklus und Ihres fruchtbaren Fensters liefern.

Vorschläge für ein effizientes Monitoring:

Sorgen Sie für Kohärenz: Notieren Sie regelmäßig Ihre Zyklusdaten, einschließlich des Beginns Ihres Menstruationszyklus, etwaiger Blutungen oder Schmierblutungen und aller Veränderungen, die Sie in Ihrem Zervixschleim feststellen.

Nutzen Sie vertrauenswürdige Tools: Wählen Sie einen Ansatz, der für Sie funktioniert, sei es eine speziell für diesen Zweck entwickelte App, eine Papierkarte oder eine Mischung aus beidem.

Besonderheiten beachten: Behalten Sie alle relevanten Informationen im Auge, die über die Grundlagen Ihres Zyklus hinausgehen, wie z. B. Veränderungen Ihrer Stimmung, wie Sie schlafen oder wie viel körperliche Bewegung Sie ausüben.

Untersuchen und bewerten: Untersuchen Sie Ihre Überwachungsdaten regelmäßig, um Trends zu erkennen, die Dauer Ihres durchschnittlichen Zyklus zu bestimmen und den Eisprung und die darauffolgenden Perioden vorherzusagen.

Lassen Sie sich von Experten beraten: Wenden Sie sich an Ihren Arzt, um individuelle Beratung und Unterstützung zu erhalten, wenn Sie Schwierigkeiten mit der Überwachung haben, Bedenken hinsichtlich Ihres Zyklus haben oder unregelmäßige Perioden haben.

Denken Sie daran, dass die Verfolgung Ihres Zyklus eine bestärkende und selbstentdeckende Erfahrung ist. Obwohl es ein nützliches Tool sein kann, ist es wichtig zu wissen, dass die Überwachungsdaten möglicherweise nicht immer genau sind und dass einzelne Zyklen unterschiedlich sein können. Indem Sie konsequent und geduldig sind und bei Bedarf fachkundige Unterstützung in Anspruch nehmen, können Sie das Wissen, das Sie in Ihrem Zyklus lernen, nutzen, um Ihre eigenen Ziele zu erreichen.

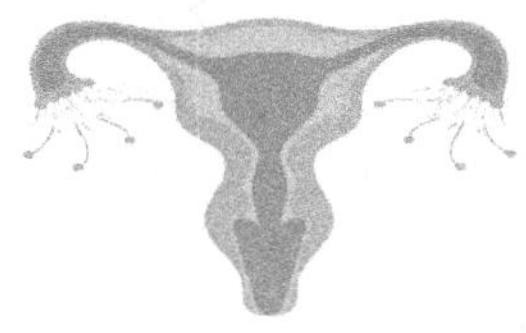

Kapitel 2

Aufbau der Fruchtbarkeitsbank: Investition in Ihre Nährstoffspeicher

Die Kraft der vorgefassten Ernährung

Eine präkonzeptionelle Ernährung ist wirkungsvoll, da sie einen großen Einfluss auf Ihre Fruchtbarkeit und die Gesundheit Ihres Kindes in der Zukunft haben kann. Wenn Sie frühzeitig vor der Empfängnis einer nahrhaften Ernährung voller lebenswichtiger Nährstoffe Priorität einräumen, können Sie:

Steigern Sie Ihren Eisprung:

Hormonelles Gleichgewicht: Ein gesunder Menstruationszyklus, Eisprung und Spermienbildung hängen von der Regulierung wichtiger Fortpflanzungshormone wie Insulin, Östrogen und Testosteron ab, die durch echte Nahrung unterstützt wird. Verarbeitete Mahlzeiten können dieses Gleichgewicht stören und die Empfängnis erschweren.

Qualität von Eizellen und Spermien: Eine gesunde Entwicklung von Eizellen und Spermien erhöht die Befruchtungsrate und verbessert die Qualität der resultierenden Embryonen. Wichtige Nährstoffe, die diesen Prozess unterstützen, sind Folsäure, Zink, gesunde Fette und Antioxidantien. Mängel können sich negativ auf beides auswirken.

Gewichtskontrolle: Die Fortpflanzung hängt von der Aufrechterhaltung eines gesunden Gewichts ab. Eine gesunde Gewichtskontrolle wird durch eine präkonzeptionelle Ernährung gefördert, allerdings führen verarbeitete Lebensmittel häufig zu einer Gewichtszunahme, indem sie den Eisprung und die Hormonsynthese beeinträchtigen.

Allgemeine Gesundheit: Eine ausgewogene Ernährung hilft Ihnen, mit chronischen Krankheiten umzugehen, Ihr Immunsystem zu stärken und mehr Energie zu haben. All dies wirkt sich positiv auf Ihre Fähigkeit aus, schwanger zu werden und ein gesundes Fortpflanzungssystem aufrechtzuerhalten.

Vorteile für Ihr Kleinkind

Frühe Entwicklung: Eine gesunde Ernährung vor der Empfängnis liefert lebenswichtige Nährstoffe, die wichtige Prozesse wie die Entwicklung des Gehirns und der Organe des Fötus beeinflussen.

Geringeres Risiko für Geburtsfehler: Folat beispielsweise verringert das Risiko von Neuralrohrfehlbildungen bei einem Baby erheblich. Andere Nährstoffe verringern das Risiko weiterer Geburtsschwierigkeiten und unterstützen eine gesunde Plazentaentwicklung.

Langfristige Gesundheit: Untersuchungen zeigen, dass die voreingenommene Ernährung eines Kindes einen positiven Einfluss auf seine langfristige Gesundheit haben kann, indem es sein Risiko verringert, mit zunehmendem Alter chronische Erkrankungen wie Diabetes, Herzerkrankungen und Fettleibigkeit zu entwickeln.

Eine gesunde Basis schaffen:

Priorisieren Sie Obst, Gemüse, Vollkornprodukte, Hülsenfrüchte, mageres Fleisch und gesunde Fette und konzentrieren Sie sich dabei auf Vollwertkost. In diesen Lebensmitteln kann eine breite Palette lebenswichtiger Vitamine, Mineralien, Antioxidantien und Ballaststoffe enthalten sein, die für eine gute reproduktive Gesundheit notwendig sind.

Reduzieren Sie den Verzehr von verarbeiteten Lebensmitteln: Verarbeitete Lebensmittel weisen oft einen übermäßigen Anteil an schlechten Fetten, zugesetztem

Zucker, verarbeiteten Kohlenhydraten und fehlenden lebenswichtigen Nährstoffen auf. Diese können den Hormonhaushalt durcheinander bringen und zu einer Reihe von Gesundheitsproblemen führen, die sich negativ auf die Fruchtbarkeit auswirken können.

Vorurteilspräparate, über die Sie nachdenken sollten: Sprechen Sie mit Ihrem Arzt über die Aufnahme von Vorurteilsvitaminen in Ihre Ernährung. Diese Nahrungsergänzungsmittel können beiden Paaren helfen, indem sie etwaige Vitamindefizite beheben und zusätzliche Unterstützung bieten.

Denken Sie daran, dass es bei der Ernährung vor der Empfängnis darum geht, in Ihre allgemeine Gesundheit und Ihr Wohlbefinden zu investieren und die Voraussetzungen für eine erfolgreiche Empfängnis, Schwangerschaft und Zukunft Ihres Kindes zu schaffen. Es geht nicht nur darum, sich auf die Ehe vorzubereiten. Sie stärken die Verantwortung für Ihre Fruchtbarkeit und schaffen die Voraussetzungen für eine glückliche Familie, indem Sie auf echte Lebensmittel setzen und großen Wert auf eine ausgewogene Ernährung legen.

Es ist wichtig zu bedenken, dass diese Informationen niemals anstelle einer fachkundigen medizinischen Beratung verwendet werden sollten. Für individuelle Beratung und Vorschläge zur Ernährung vor der Empfängnis und zur Verbesserung der Fruchtbarkeit sprechen Sie immer mit Ihrem Arzt.

Essentielle Nährstoffe für optimale Fruchtbarkeit

Es gibt zahlreiche Schlüsselnährstoffe, die für die Optimierung der Fruchtbarkeit entscheidend sind. Durch die Förderung des Hormonhaushalts, der Gesundheit von Spermien und Eizellen sowie des allgemeinen Wohlbefindens fördern diese Nährstoffe ein Umfeld, das eine Empfängnis und eine erfolgreiche Schwangerschaft begünstigt. Hier einige wichtige Akteure:

1. Folsäure oder Vitamin B9:

wichtig, um Säuglinge vor Neuralrohranomalien zu schützen.
unterstützt die DNA-Synthese und Zellteilung, die für die Erzeugung gesunder Eizellen und Spermien unerlässlich sind.
kommt in Bohnen, Linsen, Nüssen, angereichertem Getreide und grünem Blattgemüse vor.
2. Eisen

Sowohl für die Mutter als auch für das ungeborene Kind ist es lebenswichtig und für die Sauerstoffverteilung im Körper notwendig.
fördert den Eisprung und eine gute Eiproduktion.
kommt in Fisch, Huhn, Bohnen, Linsen, magerem rotem Fleisch und angereichertem Getreide vor.
3. Kalzium

sind für die Entwicklung gesunder Zähne und Knochen des heranwachsenden Babys von entscheidender Bedeutung.
könnte zur Regulierung der Hormone im Zusammenhang mit dem Eisprung und der Eizellenqualität beitragen.
in bestimmten Nüssen und Samen, Milchprodukten, grünem Blattgemüse, angereichertem Tofu und pflanzlicher Milch enthalten.
4. Kalziummangel:

verbessert die immunologische Reaktion und das hormonelle Gleichgewicht.
könnte die Einnistung und Qualität der Eizelle beeinträchtigen.
kommen in Eigelb, fettem Fisch, angereicherten Lebensmitteln wie Milch und Getreide vor und können in der Sonne produziert werden.
5. Zink

entscheidend für die Beweglichkeit und Bildung von Spermien.

unterstützt den Eisprung und die Eizellreifung.

kommt in Linsen, Kürbiskernen, Fleisch, Lamm und Huhn vor.

6. Fettsäuren Omega-3:

Fördern Sie das gesunde Gehirnwachstum des Babys.

kann Hormone ausgleichen und die Durchblutung verbessern.

kommt in Walnüssen, Chiasamen, Leinsamen und fettem Fisch vor.

7. Vitamine des B-Komplexes (B6, B12):

sind an der Zellteilung, der Hormonregulation und dem Energiestoffwechsel beteiligt.

kann die Produktion gesunder Eizellen und Spermien unterstützen.

kommt in üppigem grünem Gemüse, Bohnen, Meeresfrüchten, Hühnchen und Vollkornprodukten vor.

8. Vitamin E

ein Antioxidans, das Spermien vor Schäden schützen könnte.

kann die Einnistung und Qualität gesunder Eizellen unterstützen.

in Avocados, Mandeln, Samen und Olivenöl enthalten.

Denken Sie daran, dass es wichtig ist, diese Nährstoffe über eine vollwertige und ausgewogene Ernährung zu erhalten. Voreingenommene Vitamine haben ihren Nutzen, aber eine ausgewogene Ernährung sollte immer an erster Stelle stehen. Für eine maßgeschneiderte Beratung zu Ernährungsbedürfnissen und Nahrungsergänzungsmitteln, die auf Ihre individuelle Situation zugeschnitten sind, wenden Sie sich immer an einen Gesundheitsexperten.

Darüber hinaus:

Ein gesundes Gewicht halten: Über- oder Untergewicht kann die Fruchtbarkeit beeinträchtigen. Ein gesunder Body-Mass-Index (BMI) kann durch eine ausgewogene Ernährung und häufige Bewegung erreicht werden.
Reduzierung von Giftstoffen: Reduzieren Sie Ihre Belastung durch Umweltschadstoffe, die die Spermienqualität und den Hormonhaushalt beeinträchtigen könnten, wie z. B. Zigarettenrauch, übermäßiger Alkoholkonsum und bestimmte Chemikalien in Haushaltsgegenständen.
Sie können den Grundstein für eine ideale Fruchtbarkeit und eine sichere Schwangerschaft legen, indem Sie diesen lebenswichtigen Nährstoffen höchste Priorität einräumen und einen gesunden Lebensstil führen.

Erstellen Sie einen ausgewogenen und nahrhaften Teller

Für die Fruchtbarkeit muss es nicht schwierig sein, ein gesundes, ausgewogenes Abendessen zusammenzustellen. So stellen Sie schnell sicher, dass Ihre Mahlzeiten die lebenswichtigen Nährstoffe enthalten, die für die bestmögliche reproduktive Gesundheit erforderlich sind:

1. Erkennen Sie die Kraft der Vielfalt an:

Gemüse, das nicht stärkehaltig ist, sollte die Hälfte Ihrer Mahlzeit ausmachen. Wählen Sie einen Regenbogen an Farbtönen aus Brokkoli, Karotten, Paprika, Tomaten und Blattgemüse. Diese sind eine großartige Quelle für Ballaststoffe, Vitamine, Mineralien und Antioxidantien – allesamt wichtig für die allgemeine Gesundheit und Fruchtbarkeit.

Fügen Sie Ihrer Mahlzeit einen Viertelteller gesundes Getreide hinzu: Wählen Sie Vollkornprodukte wie braunen Reis, Quinoa und Vollkornbrot. Diese unterstützen den Hormonhaushalt und eine gute Gewichtskontrolle, indem sie Ballaststoffe, lebenswichtige B-Vitamine und langanhaltende Energie liefern.

Fügen Sie einen 1/4 Teller mageres Protein hinzu: Wählen Sie magere Proteinquellen wie Tofu, Bohnen, Linsen,

Fisch und gegrilltes Hähnchen. Der Aufbau und die Reparatur von Gewebe sowie die Erzeugung von Eizellen und Spermien hängen von Proteinen ab.

Eine kleine Menge gesunder Fette aus Lebensmitteln wie Avocado, Nüssen, Samen, Olivenöl und fettem Fisch sollte enthalten sein. Diese Fette fördern die allgemeine Gesundheit, die Eiqualität und die Hormonproduktion.

2. Zusätzliche Ratschläge

Reduzieren Sie den Verzehr von Fertiggerichten, zuckerhaltigen Getränken und ungesunden Fetten. Diese haben einen geringen Nährwert, können Ihren Hormonhaushalt durcheinander bringen, zu einer Gewichtszunahme führen und sich negativ auf Ihre Empfängnisfähigkeit auswirken.

Sorgen Sie für eine ausreichende Flüssigkeitszufuhr: Um die allgemeine Gesundheit und die Aufnahme von Nährstoffen zu fördern, trinken Sie über den Tag verteilt reichlich Wasser.

Würzen Sie Ihre Speisen: Probieren Sie verschiedene Kräuter und Gewürze aus, um Ihrem Essen Geschmack und Abwechslung zu verleihen, ohne auf ungesunde Zutaten angewiesen zu sein.

Erhöhen Sie die Häufigkeit Ihrer Hausmannskost: Das gibt Ihnen mehr Kontrolle über die Materialien und garantiert eine gesündere Essenszubereitung.

Beispiel einer Probenplatte:

Geröstete Paprika, Spinat und Brokkoli auf einem halben Teller
Quinoa auf einem Viertelteller
Lachs auf einem Viertelteller, gegrillt
Avocadoscheiben sind eine gute Quelle für gesundes Fett.
Denken Sie daran, dass Sie die Portionsmengen und bestimmte Komponenten entsprechend Ihren Anforderungen und Ihrem Geschmack ändern können. Dies ist nur eine grundlegende Richtlinie. Wenn Sie sich von einem zugelassenen Ernährungsberater oder Ernährungsberater beraten lassen, kann dies Ihre Ernährungsstrategie für die Fruchtbarkeit verbessern und Ihnen spezielle Empfehlungen speziell für Ihre Erkrankung geben.

Wenn Sie einen ausgewogenen, nährstoffreichen und mit vollwertigen Lebensmitteln gefüllten Teller zu sich nehmen, können Sie Ihren Körper mit den Ressourcen versorgen, die er benötigt, um während der Empfängnis optimal zu funktionieren, und Ihren Körper auf eine erfolgreiche Schwangerschaft vorbereiten.

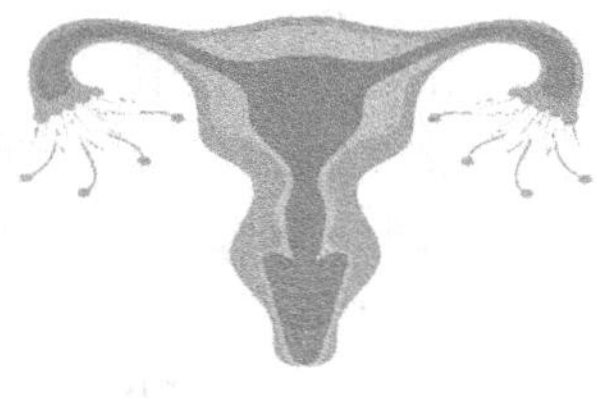

Kapitel 3

Jenseits des Tellers: Lebensstilentscheidungen für den Fruchtbarkeitserfolg

Der Einfluss von Stress auf die Fruchtbarkeit

Leider kann Stress alle Komponenten des Fortpflanzungsprozesses beeinträchtigen und einen großen Einfluss auf die Fruchtbarkeit sowohl bei Männern als auch bei Frauen haben. So kann langfristiger Stress Ihre Empfängnisfähigkeit beeinträchtigen:

1. Störung der Hormone:

Cortisol: Längerer Stress erhöht den Cortisolspiegel, ein Stresshormon, das das empfindliche Gleichgewicht der an der Fortpflanzung beteiligten Hormone, einschließlich Progesteron, Östrogen und Testosteron, durcheinander bringen kann. Dieses Ungleichgewicht kann die Spermienproduktion, Einnistung und den Eisprung verhindern.

Gonadotropin-Releasing-Hormon (GnRH): Stress kann auch die Freisetzung von GnRH hemmen, was die Synthese anderer lebenswichtiger Fortpflanzungshormone fördert. Die gesamte hormonelle Kettenreaktion, die an der Fruchtbarkeit beteiligt ist, kann durch diese Hemmung noch weiter gestört werden.

2. Verminderte Qualität der Eier:

Chronischer Stress kann sich negativ auf die Qualität der Eizellen einer Frau auswirken. Es kann Auswirkungen auf die Bildung und Reifung von Eizellen haben, was zu unregelmäßigen Zyklen, Schwierigkeiten beim Eisprung und einer geringeren Wahrscheinlichkeit einer Befruchtung führen kann.

3. Reduzierte Motilität und Spermienproduktion:

Anhaltender Stress bei Männern kann die Beweglichkeit und Produktion von Spermien beeinträchtigen. Dies kann die Befruchtung und Schwangerschaft behindern, da die

Menge an gesunden Spermien, die die Eizelle erreichen, drastisch verringert wird.

4. Verminderte Libido und verminderter Sexualtrieb:

Längerer Stress kann sowohl bei Männern als auch bei Frauen die Libido und das sexuelle Verlangen verringern. Dies kann zu einer geringeren sexuellen Aktivität führen, was die Chancen auf eine Schwangerschaft verschlechtern würde.

5. Modifizierte Immunantwort:

Längerer Stress kann die Immunität beeinträchtigen und die Anfälligkeit des Körpers für Entzündungen und Infektionen erhöhen. Dies kann sich negativ auf das Fortpflanzungssystem auswirken und die Empfängnis erschweren.

Stress kontrollieren, um die Fruchtbarkeit zu steigern:

Geist-Körper-Techniken: Mit Methoden wie Yoga, Meditation, tiefem Atmen und Achtsamkeit kann Stress effizient bewältigt und Entspannung gefördert werden.

Regelmäßige Bewegung: Bewegung wirkt sich positiv auf die Fruchtbarkeit aus, indem sie Stresshormone senkt und das allgemeine Wohlbefinden steigert.

Gute Schlafgewohnheiten: Streben Sie jede Nacht 7–8 Stunden erholsamen Schlaf an, um Ihrem Körper dabei zu helfen, seine Energie wieder aufzufüllen, Stress abzubauen und das hormonelle Gleichgewicht zu unterstützen.

Soziale Unterstützung: Der Kontakt zu engen Freunden und der Familie, die Teilnahme an Selbsthilfegruppen oder die Inanspruchnahme einer professionellen Therapie können psychologische Unterstützung und Hilfe bei der Stressbewältigung bieten.

Stressfaktoren erkennen und bewältigen: Sie können Ihre Fähigkeit, Stress und seine Auswirkungen auf die Fruchtbarkeit zu kontrollieren, erheblich verbessern, indem Sie die zugrunde liegenden Stressquellen in Ihrem Leben identifizieren und beheben.

Denken Sie daran, dass Stress zwar nicht vollständig aus dem Leben verbannt werden kann, Sie ihn jedoch geschickter bewältigen und die Bedingungen verbessern können, die einer Empfängnis förderlich sind, indem Sie diese Taktiken in die Praxis umsetzen. Das Gespräch mit einem Gesundheitsdienstleister kann Ihnen auch maßgeschneiderte Ratschläge und Unterstützung zur Stressbewältigung und zur Maximierung Ihrer Chancen auf eine Schwangerschaft bieten.

Resilienz aufbauen und Stress bewältigen

Der Aufbau von Resilienz und Stressbewältigung sind für die Aufrechterhaltung des allgemeinen Wohlbefindens und die Optimierung der Fortpflanzung unerlässlich. Die folgenden Techniken können Ihnen helfen, Hindernisse zu überwinden und innere Stärke zu entwickeln:

Resilienz entwickeln

Haben Sie eine Wachstumsmentalität: Diese Mentalität fördert Optimismus und Hoffnung, indem sie Hindernisse als Chancen zum Lernen und Fortschritt sieht.
Entwickeln Sie Selbstmitgefühl, indem Sie geduldig und verständnisvoll mit sich selbst sind und Ihre Fehler akzeptieren, ohne sich selbst zu verurteilen.
Bestimmen Sie Ihre Ressourcen und Stärken: Erkennen Sie Ihre Stärken und die unterstützenden Netzwerke an, die Ihnen helfen können, schwierige Zeiten zu überstehen.
Behalten Sie ein Zielbewusstsein bei: Entdecken Sie eine tiefere Bedeutung und einen tieferen Sinn im Leben, als nur schwanger zu werden. Dies kann Ihnen Orientierung und Inspiration geben, wenn die Dinge schwierig sind.
Üben Sie sich in Dankbarkeit: Trotz aller Hindernisse können Sie Ihre Widerstandskraft und Ihr allgemeines Wohlbefinden stärken, wenn Sie Ihre Aufmerksamkeit auf die guten Dinge in Ihrem Leben richten.
Umgang mit Spannung:

Bestimmen Sie Stressfaktoren: Identifizieren Sie die Ereignisse, Ideen oder Personen, die Ihnen Stress in Ihrem Leben bereiten.

Erstellen Sie Bewältigungsstrategien: Untersuchen Sie gesunde Bewältigungsmechanismen wie körperliche Aktivität, Atemübungen, draußen gehen oder unterhaltsame Hobbys.

Legen Sie realistische Ziele fest: Vermeiden Sie es, sich übermäßig unter Druck zu setzen, da dies zu Spannungen und Unzufriedenheit führen kann.

Sagen Sie Nein: Übernehmen Sie nicht mehr, als Sie an Verpflichtungen oder Pflichten bewältigen können. Das Ablehnen von Forderungen, die zu viel Energie beanspruchen, könnte Ihnen dabei helfen, Stress besser zu bewältigen.

Suchen Sie professionelle Hilfe: Ein Therapeut oder Berater kann Ihnen Anleitung und Unterstützung geben, wenn Sie Schwierigkeiten haben, Ihren Stress alleine zu bewältigen.

Zusätzlicher Hinweis:

Sorgen Sie für einen gesunden Lebensstil, indem Sie sich Zeit für regelmäßige Bewegung, eine ausgewogene Ernährung und ausreichend Schlaf nehmen. Die Teilnahme an diesen Aktivitäten kann Ihr allgemeines Wohlbefinden und Ihre Fähigkeiten zur Stressreduzierung verbessern.

Knüpfen Sie Kontakte zu anderen: Bauen Sie ein solides soziales Netzwerk aus zuverlässigen Verwandten und Freunden auf. Es kann beruhigend sein und das Gefühl der Einsamkeit lindern, wenn man seine Erfahrungen und Gefühle mit denen teilt, die man liebt.

Bewusstsein entwickeln: Sie können gelassener und effektiver auf Stress reagieren, indem Sie Achtsamkeitstechniken wie Meditation oder achtsames Atmen anwenden, die Ihnen dabei helfen können, sich Ihrer Gedanken und Gefühle bewusster zu werden.

Denken Sie daran, dass Stressbewältigung und die Entwicklung von Resilienz kontinuierliche Aktivitäten sind. Loben Sie Ihre Leistungen, seien Sie geduldig mit sich selbst und bitten Sie um Hilfe, wenn Sie sie brauchen. Sie können innere Stärke entwickeln, Hindernisse leichter überwinden und Ihr allgemeines Wohlbefinden und Ihre Fruchtbarkeit verbessern, indem Sie diese Techniken in Ihr tägliches Leben integrieren.

Sport und seine Rolle bei der Gesundheit vor der Empfängnis

Regelmäßige körperliche Bewegung ist für die allgemeine Gesundheit und das Wohlbefinden unerlässlich und hat auch positive Auswirkungen auf die Gesundheit werdender Mütter. Bewegung ist ein entscheidender Teil der Vorbereitung auf eine Schwangerschaft, da sie sich positiv auf die männliche und weibliche Fruchtbarkeit auswirken kann.

Vorteile für Frauen:

Regulierung des Menstruationszyklus: Sport kann helfen, unregelmäßige Zyklen zu kontrollieren, die Vorhersagbarkeit des Eisprungs zu verbessern und die Wahrscheinlichkeit einer Empfängnis zu erhöhen.

Verbessert die Gewichtskontrolle: Die Fortpflanzung hängt von der Aufrechterhaltung eines gesunden Gewichts ab. Bewegung und gesunde Ernährung tragen zusammen dazu bei, das Gewicht zu kontrollieren und das Risiko von Fettleibigkeit zu senken, die den Eisprung beeinträchtigen kann.

Reduziert Stress: Körperliche Bewegung hilft, Stresshormone zu regulieren, die den Eisprung und die Einnistung beeinträchtigen können.

Verbessert die Herz-Kreislauf-Gesundheit: Häufiges Training steigert die Durchblutung und stärkt das Herz, was sich allesamt positiv auf die allgemeine Gesundheit auswirkt und sogar die Fruchtbarkeit steigern kann.

Verbessert die Stimmung und die Energie: Bewegung hat die Kraft, den Geist zu heben und Ihnen mehr Energie zu geben, was es einfacher macht, einen gesunden Lebensstil aufrechtzuerhalten und den Druck zu bewältigen, der mit dem Versuch, schwanger zu werden, einhergeht.

Vorteile für Männer

Verbessert die Qualität der Spermien: Beweglichkeit, Anzahl und Morphologie der Sporen werden durch regelmäßige Bewegung verbessert und sind für eine erfolgreiche Befruchtung notwendig.

Reduziert oxidativen Stress: Körperliche Aktivität mildert die Auswirkungen von oxidativem Stress, der den Spermien schaden und ihre Fähigkeit, eine Eizelle zu befruchten, beeinträchtigen kann.

Hält ein gesundes Gewicht: Genau wie bei Frauen hängt die männliche Fruchtbarkeit davon ab, ein gesundes Gewicht zu halten. Sport kann helfen, das Gewicht zu kontrollieren und das Risiko von Fettleibigkeit zu verringern. Beides kann sich nachteilig auf die Spermienproduktion auswirken.

Verbessert die allgemeine Gesundheit: Regelmäßige körperliche Bewegung senkt das Risiko chronischer Krankheiten, verbessert die Herz-Kreislauf-Gesundheit und steigert das allgemeine Wohlbefinden, was sich allesamt positiv auf die männliche Fruchtbarkeit auswirkt.

Auswahl des passenden Trainings:

Trainieren Sie auf moderatem Niveau: Versuchen Sie, mindestens 150 Minuten pro Woche mäßiger bis intensiver aerober Aktivität oder 75 Minuten pro Woche intensiver aerober Aktivität nachzugehen. Übungen wie Schwimmen, Radfahren, Tanzen oder flottes Gehen sind tolle Optionen.

Krafttraining: Um die Muskelmasse zu erhöhen und die allgemeine Fitness zu verbessern, nutzen Sie zwei- bis dreimal pro Woche Krafttraining.

Achten Sie auf Ihren Körper: Erhöhen Sie mit zunehmender Fitness schrittweise die Dauer und Intensität Ihrer Übungen.

Sprechen Sie mit Ihrem Arzt: Sprechen Sie mit Ihrem Arzt über Ihre Fitnessziele, insbesondere wenn Sie bereits an einer Krankheit leiden oder Bedenken haben.

Denken Sie daran, dass Sport zwar viele Vorteile für die Gesundheit Ihrer Vorurteile hat, es aber wichtig ist, Dinge auszuwählen, die Sie lieben und bei denen Sie bleiben können. Um die langfristigen Vorteile körperlicher Bewegung für Ihre allgemeine Gesundheit und Fruchtbarkeit zu nutzen, müssen Sie konsequent sein.

Zusätzlicher Hinweis:

Achten Sie auf eine gesunde Ernährung: Um sicherzustellen, dass Ihr Körper die lebenswichtigen Nährstoffe erhält, die er für eine maximale Fruchtbarkeit benötigt, kombinieren Sie regelmäßige Bewegung mit einer ausgewogenen Ernährung mit einem hohen Anteil an Vollwertkost.

Nehmen Sie sich Zeit zum Schlafen: Für eine optimale körperliche und geistige Gesundheit versuchen Sie, jede Nacht 7–8 Stunden gut zu schlafen, damit Ihr Körper Zeit zum Entspannen und Erholen hat.

Kontrollieren Sie Ihren Stress: Da anhaltender Stress einen schädlichen Einfluss auf die Fruchtbarkeit haben kann, finden Sie gesunde Strategien zur Stressbewältigung, wie zum Beispiel Yoga, Meditation oder Zeit in der Natur.

Sie können Ihre Chancen auf eine Empfängnis aktiv verbessern, Ihre Gesundheit optimieren und Ihren Körper auf eine gesunde Schwangerschaft vorbereiten, indem Sie regelmäßige körperliche Bewegung zu Ihrem Vorsorgeprogramm hinzufügen.

Schlaf und seine Bedeutung für den Hormonhaushalt

Durch den Schlaf wird das hormonelle Gleichgewicht aufrechterhalten, was sowohl für die allgemeine Gesundheit als auch für die Fruchtbarkeit von entscheidender Bedeutung ist. Der empfindliche Hormonhaushalt Ihres Körpers kann durch Schlafentzug gestört werden, was sich auf eine Reihe reproduktiver Gesundheitsprobleme auswirken kann.

Der Einfluss des Schlafes auf Hormone:

Melatonin: Oft als „Schlafhormon" bezeichnet, schüttet die Zirbeldrüse Melatonin aus, wenn es dunkel wird. Es trägt zur Bildung von Fortpflanzungshormonen bei und hilft bei der Regulierung Ihres Schlaf-Wach-Rhythmus. Die Melatoninsynthese wird durch unzureichenden Schlaf gestört, und dies kann weitere Auswirkungen auf andere

Hormone haben, die mit der Fruchtbarkeit zusammenhängen.

Die Hormone Leptin und Ghrelin steuern Hunger und Sättigung. Schlafmangel führt dazu, dass Ihr Körper mehr Ghrelin, das „Hungerhormon", und weniger Leptin, das „Sättigungshormon", produziert. Dies kann den Hormonhaushalt und die Gewichtskontrolle beeinträchtigen, indem es den Appetit steigert und zu schlechtem Essverhalten führt.

Cortisol: Um das Aufwachen zu unterstützen, steigt das Stresshormon Cortisol morgens auf natürliche Weise an und fällt tagsüber ab. Andererseits kann ein längerer Schlafmangel den ganzen Tag über zu hohen Cortisolspiegeln führen, die die Synthese von Fortpflanzungshormonen beeinträchtigen und den regulären Cortisolzyklus durcheinander bringen können.

Schlafentzug kann sich auch auf die Synthese und Verwaltung von Sexualhormonen auswirken, darunter Progesteron, Östrogen und Testosteron. Diese Hormone sind für die Spermienentwicklung, den Eisprung und die allgemeine reproduktive Gesundheit unerlässlich.

Auswirkungen eines hormonellen Ungleichgewichts auf die Fruchtbarkeit

Unregelmäßigkeiten im Menstruationszyklus: Ein Ungleichgewicht der Hormone kann zu unregelmäßigen Perioden führen, die den Eisprung unvorhersehbar machen und die Empfängnis erschweren können.

Verminderte Eizellenqualität: Frauen, die unter Schlafmangel leiden, haben möglicherweise Eizellen von geringerer Qualität, was sich auf das Wachstum und die Einnistung von Embryonen auswirken kann.

Reduzierte Beweglichkeit und Produktion der Spermien: Männer, die zu wenig Schlaf bekommen, haben eine geringere Beweglichkeit und Produktion der Spermien, was die Wahrscheinlichkeit einer Befruchtung verringert.

Erhöhter Stress: Längerer Schlafmangel kann hormonelle Ungleichgewichte verschlimmern und zu erhöhtem Stress führen, was sich negativ auf die Fruchtbarkeit auswirken kann.

Den besten Schlaf für die Fruchtbarkeit bekommen:

Für die meisten Menschen sind 7 bis 8 Stunden Schlaf pro Nacht die empfohlene Menge, um das hormonelle Gleichgewicht und die Gesundheit zu unterstützen.

Erstellen Sie einen konsistenten Schlafplan: Um den normalen Schlaf-Wach-Rhythmus Ihres Körpers aufrechtzuerhalten, gehen Sie jeden Tag, auch am Wochenende, zu regelmäßigen Zeiten ins Bett und stehen Sie auf.

Richten Sie eine beruhigende Abendroutine ein: Entspannen Sie sich vor dem Schlafengehen bei beruhigenden Beschäftigungen wie Entspannungsübungen, einem warmen Bad oder Lesen.

Gestalten Sie Ihre Schlafumgebung so angenehm wie möglich: Um einen ungestörten Schlaf zu fördern, stellen

Sie sicher, dass Ihr Schlafzimmer kühl, ruhig, dunkel und frei von Unordnung ist.

Reduzieren Sie die Zeit, die Sie vor dem Schlafengehen vor Bildschirmen verbringen: Blaues Licht elektronischer Geräte kann die Melatoninsynthese beeinträchtigen und Schlafstörungen verursachen.

Zur Erinnerung: Um eine Umgebung zu fördern, die maximale Fruchtbarkeit fördert und das hormonelle Gleichgewicht aufrechterhält, ist regelmäßiger, qualitativ hochwertiger Schlaf erforderlich. Zusätzlich zur Unterstützung Ihrer allgemeinen Gesundheit können Sie möglicherweise Ihre Chancen auf eine Schwangerschaft erhöhen, indem Sie auf eine gute Schlafhygiene achten und diese Vorschläge in die Praxis umsetzen.

Wenn Sie anhaltende Schlafprobleme haben oder sich Sorgen darüber machen, wie sich Ihr Schlaf auf Ihre Fruchtbarkeit auswirken könnte, müssen Sie unbedingt mit einem Arzt sprechen. Sie können Ihre spezifischen Umstände beurteilen und maßgeschneiderte Ratschläge geben, um alle zugrunde liegenden Schlafprobleme zu lösen und Ihre Schlafhygiene für einen besseren Hormonhaushalt und eine bessere allgemeine Gesundheit zu verbessern.

Fruchtbarkeit echtes Essen

Minimierung von Giftstoffen und Umweltbelastungen

Wenn Sie Ihre Belastung durch Chemikalien und Umweltverschmutzung verringern, können Sie fruchtbarer werden und eine bessere Umgebung für Ihr ungeborenes Kind schaffen. Hier sind einige konkrete Maßnahmen, die Sie ergreifen können und warum es wichtig ist, die Toxinbelastung zu reduzieren:

Warum die Exposition gegenüber Toxinen reduzieren?

Mögliche Auswirkungen auf die Fruchtbarkeit: Eine Reihe von Umweltschadstoffen und Giften wird mit einer Reihe von Fortpflanzungsproblemen bei Männern und Frauen in Verbindung gebracht. Diese können die Spermienqualität beeinträchtigen, den Hormonhaushalt durcheinander bringen und sogar die Empfängnis erschweren.
Entwicklungsprobleme: Schon vor der Empfängnis kann eine frühe Exposition gegenüber Chemikalien langfristige Auswirkungen auf die Gesundheit eines ungeborenen Kindes haben. Eine Verringerung der Exposition kann dazu beitragen, mögliche Gefahren im Zusammenhang mit bestimmten Schadstoffen zu verringern.
Vorteile für die allgemeine Gesundheit: Durch die Verringerung der Belastung des Entgiftungsmechanismus Ihres Körpers und die Förderung einer gesünderen Umgebung für Sie und Ihr ungeborenes Kind fördert die

Verringerung der Toxinbelastung das allgemeine Wohlbefinden.
Strategien zur Reduzierung der Toxinbelastung:

Ernährung:

Wählen Sie Bio-Produkte: Wenn möglich, kann der Kauf von Bio-Obst und -Gemüse dazu beitragen, dass Sie weniger Pestizide und andere gefährliche Substanzen verbrauchen.
Essen Sie weniger verarbeitete Lebensmittel: Diese Mahlzeiten enthalten häufig künstliche Chemikalien, Konservierungsstoffe und Zusatzstoffe, die das Risiko einer Belastung durch Giftstoffe erhöhen können.
Wählen Sie bei der Auswahl Ihrer Lieferanten Fleisch und Milchprodukte von Tieren, denen keine Antibiotika oder Wachstumshormone verabreicht wurden.
Trinken Sie gefiltertes Wasser: Blei und Chlor sind zwei mögliche Schadstoffe, die durch Filtern aus dem Leitungswasser entfernt werden können.
Lebensstil:

Reduzieren Sie den Schadstoffausstoß im Haushalt, indem Sie Reinigungsmittel und Körperpflegeprodukte verwenden, die als „natürlich" oder „ungiftig" gekennzeichnet sind. Wenn möglich, meiden Sie aggressive Chemikalien und verwenden Sie umweltfreundliche Ersatzstoffe.

Reduzieren Sie Ihre Belastung durch Passivrauchen: Vermeiden Sie Zigarettenrauch, der voller giftiger Substanzen ist, die die Fruchtbarkeit beeinträchtigen könnten.

Berücksichtigen Sie die Luftqualität: Wenn die Luftverschmutzung hoch ist, minimieren Sie Ihre Aktivitäten im Freien und achten Sie auf Luftqualitätsberichte. Um die Luftqualität in Innenräumen zu verbessern, denken Sie über die Installation von Luftreinigern in Ihrem Haus nach.

Stress minimieren: Anhaltender Stress kann die Immunität beeinträchtigen und Sie anfälliger für die schädlichen Auswirkungen von Schadstoffen machen. Nutzen Sie Strategien zur Stressreduzierung wie Yoga, Meditation und Outdoor-Aktivitäten.

Zusätzlicher Hinweis:

Händewaschen ist eine gute Möglichkeit, Gemeinschaftsoberflächen frei von Giften und Schadstoffen zu halten.

Denken Sie über Entgiftungstechniken nach: Um die natürlichen Entgiftungsprozesse Ihres Körpers zu unterstützen, sprechen Sie mit einem Arzt über sichere und geeignete Entgiftungstechniken.

Bleiben Sie informiert: Treffen Sie fundierte Entscheidungen über die Dinge, die Sie konsumieren, und die Orte, die Sie besuchen, indem Sie Ihre Hausaufgaben über mögliche Umweltschadstoffe und deren Quellen machen.

Denken Sie daran, dass die Verringerung der Belastung durch Giftstoffe eine kontinuierliche Anstrengung ist und selbst kleine Anpassungen große Auswirkungen haben können. Indem Sie diese Techniken in Ihren Alltag integrieren, können Sie Ihr Zuhause gesünder machen und möglicherweise Ihre Chancen auf eine erfolgreiche Schwangerschaft erhöhen.

Es ist wichtig, sich daran zu erinnern, dass die Studie über die genauen Auswirkungen verschiedener Toxine auf die Fruchtbarkeit komplex ist und noch andauert. Wenn Sie mit einem Gesundheitsexperten sprechen, erhalten Sie möglicherweise maßgeschneiderte Ratschläge und Vorschläge, die auf Ihre spezielle Situation und Ihre Bedenken zugeschnitten sind.

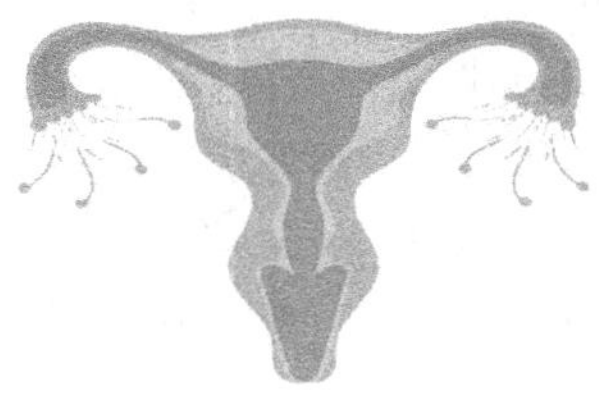

Kapitel 4

Fruchtbarkeitsfördernde Lebensmittel: Das Toolkit der Natur für die Empfängnis

Die Natur hat uns einen erstaunlichen „Werkzeugkasten" für die Empfängnis gegeben, der aus mehreren physiologischen und biologischen Prozessen besteht, die miteinander kooperieren. Wenn Sie sich dieser Faktoren bewusst sind, können Sie Ihre Fruchtbarkeit kontrollieren und eine Atmosphäre schaffen, die der Empfängnis förderlich ist.

Wichtige Elemente im Nature's Toolkit:

Das Fortpflanzungssystem ist ein komplexes Netzwerk von Organen, zu dem bei Männern die Eierstöcke, die Gebärmutter, die Eileiter und die Hoden gehören. Es ist wichtig für die Produktion von Gameten, also Eizellen und Spermien, sowie für die Förderung der Empfängnis und die Unterstützung des Wachstums eines Embryos.

Hormonelles Gleichgewicht: Eine komplexe Wechselwirkung zwischen Östrogen, Progesteron, Testosteron und GnRH steuert neben anderen Komponenten des Fortpflanzungszyklus den Eisprung, die Spermienproduktion und die Einnistung. Für eine erfolgreiche Empfängnis ist die Aufrechterhaltung des hormonellen Gleichgewichts notwendig.

Gesundheit von Spermien und Eizellen: Gesunde Spermien und Eizellen sind für die Empfängnis unerlässlich. Ihre Anzahl und Qualität kann durch Variablen wie Alter, Lebensstil und Ernährung beeinflusst werden.

Eisprung: Ein wichtiger Schritt im Empfängnisprozess ist die Freisetzung einer entwickelten Eizelle aus dem Eierstock. Sie können Ihre Chancen auf eine Schwangerschaft erhöhen, indem Sie Ihren Menstruationszyklus kennen und wissen, wann dieser am fruchtbarsten ist.

Einnistung: Damit sich eine Schwangerschaft entwickeln kann, muss sich der Embryo nach der Befruchtung ordnungsgemäß in die Gebärmutterschleimhaut einnisten. Voraussetzung für diesen Eingriff ist ein guter Zustand der Gebärmutterschleimhaut.

Verbesserung der Instrumente der Natur:

Machen Sie eine ausgewogene Ernährung zur Priorität. Essen Sie eine Reihe vollwertiger Lebensmittel, die reich an wichtigen Elementen sind, darunter Antioxidantien, Vitamine, Mineralien und gesunde Fette. Sie fördern die allgemeine reproduktive Gesundheit und liefern die Bausteine für lebensfähige Eizellen und Spermien.

Halten Sie Ihr Gewicht unter Kontrolle: Unter- oder Übergewicht kann die Fruchtbarkeit beeinträchtigen und den Hormonhaushalt durcheinander bringen. Ein gesunder Body-Mass-Index (BMI) kann durch eine ausgewogene Ernährung und häufige Bewegung erreicht werden.

Kontrollieren Sie Ihren Stress: Anhaltender Stress kann die Fruchtbarkeit beeinträchtigen und sich nachteilig auf den Hormonhaushalt auswirken. Nehmen Sie an Praktiken zur Stressreduzierung wie Yoga, Meditation oder Outdoor-Aktivitäten teil.

Sorgen Sie für ausreichend Schlaf: Um Ihrem Körper zu helfen, sich zu entspannen und zu heilen, und um den Hormonhaushalt und das allgemeine Wohlbefinden zu unterstützen, versuchen Sie, jede Nacht 7–8 Stunden lang gut zu schlafen.

Reduzieren Sie die Belastung durch Giftstoffe: Es ist wichtig, die Belastung durch gefährliche Chemikalien und

Umweltschadstoffe zu reduzieren, die den Hormonhaushalt stören und die Fruchtbarkeit beeinträchtigen können.

Erwägen Sie die Einnahme von Vitaminen vor der Empfängnis: Sprechen Sie mit Ihrem Arzt über Folsäure und Vitamin-D-Tabletten, die die bestmögliche Fruchtbarkeit fördern können.

Denken Sie daran, dass das Arsenal der Natur zwar beeindruckend, aber nicht unfehlbar ist. Wenn Sie Schwierigkeiten haben, schwanger zu werden, kann es sehr hilfreich sein, sich von einem Gesundheitsexperten beraten und unterstützen zu lassen. Sie können Ihre besonderen Umstände beurteilen, sich mit allen zugrunde liegenden Problemen befassen und maßgeschneiderte Ratschläge geben, die Ihnen dabei helfen, Ihre Familienplanungsziele zu erreichen und Ihre Fruchtbarkeit zu maximieren.

Sie können aktiv dazu beitragen, ein Umfeld zu schaffen, das die Empfängnis begünstigt und den Weg für eine gesunde Schwangerschaft ebnet, indem Sie die vielen Elemente des Werkzeugkastens der Natur verstehen und fördern.

Vollkornprodukte und ihre Bedeutung für die Fruchtbarkeit

Vollkornprodukte haben sich als potenzieller Ernährungsfaktor herausgestellt, der sich positiv auf die Fruchtbarkeit von Männern und Frauen auswirken kann. Während die Forschung in diesem Bereich noch andauert, wurden mehrere potenzielle Vorteile von Vollkornprodukten für die Fruchtbarkeit identifiziert:

1. Hormonhaushalt:

Ballaststoffe: Vollkornprodukte sind reich an Ballaststoffen, die zur Regulierung des Blutzuckerspiegels beitragen und möglicherweise den Hormonstoffwechsel beeinflussen. Ein stabiler Blutzuckerspiegel ist entscheidend für die Aufrechterhaltung des hormonellen Gleichgewichts, einschließlich der Fortpflanzungshormone wie Östrogen, Progesteron und Testosteron.

Nährstoffgehalt: Vollkornprodukte liefern wichtige Nährstoffe wie B-Vitamine, Eisen und Magnesium, die zu verschiedenen Körperfunktionen beitragen, einschließlich der Hormonproduktion und -regulation.

2. Verbesserter Eisprung:

Insulinsensitivität: Studien deuten darauf hin, dass der Verzehr von Vollkornprodukten die Insulinsensitivität verbessern und möglicherweise das Risiko einer

Insulinresistenz verringern kann, einer Erkrankung, die mit unregelmäßigem Eisprung und Ovulationsstörungen verbunden ist.

Antioxidantien: Vollkornprodukte enthalten Antioxidantien, die bei der Bekämpfung von oxidativem Stress helfen können, der Eier schädigen und den Eisprung behindern kann.

3. Spermiengesundheit:

Nährstoffvorteile: Die in Vollkornprodukten enthaltenen Nährstoffe wie Zink, Selen und bestimmte B-Vitamine spielen eine Rolle bei der Spermienproduktion, -motilität und -morphologie. Eine ausreichende Zufuhr dieser Nährstoffe kann zu einer verbesserten Spermienqualität beitragen.

Entzündungshemmende Eigenschaften: Vollkornprodukte besitzen entzündungshemmende Eigenschaften, die sich positiv auf die Spermiengesundheit auswirken können, indem sie Entzündungen im Fortpflanzungssystem reduzieren.

4. Gewichtsmanagement:

Ballaststoffe und Sättigung: Der Ballaststoffgehalt in Vollkornprodukten fördert das Sättigungsgefühl und hilft, den Appetit zu regulieren, was möglicherweise dazu beiträgt, ein gesundes Gewicht zu halten. Fettleibigkeit kann sich negativ auf die männliche und weibliche

Fruchtbarkeit auswirken, und Vollkornprodukte können zu einer gesunden Gewichtskontrolle beitragen.

Integrieren Sie Vollkornprodukte in Ihre Ernährung:

Streben Sie nach Abwechslung: Wählen Sie eine vielfältige Auswahl an Vollkornprodukten wie braunem Reis, Quinoa, Hafer, Gerste und Vollkornbrot.

Erhöhen Sie die Aufnahme schrittweise: Nehmen Sie zunächst kleine Mengen Vollkornprodukte in Ihre Mahlzeiten auf und steigern Sie den Verzehr im Laufe der Zeit schrittweise.

Ersetzen Sie raffiniertes Getreide: Entscheiden Sie sich nach Möglichkeit für Vollkornversionen Ihrer Lieblingsbrote, Nudeln und Müslisorten.

Entdecken Sie verschiedene Rezepte: Experimentieren Sie mit verschiedenen Vollkornrezepten, um sie genussvoll und zu einem Teil Ihrer normalen Ernährung zu machen.

Denken Sie daran: Vollkornprodukte bieten zwar potenzielle Vorteile für die Fruchtbarkeit, sind aber kein Allheilmittel. Eine ausgewogene und gesunde Ernährung, die reich an verschiedenen Nährstoffen ist, ist entscheidend für das allgemeine Wohlbefinden und die reproduktive Gesundheit. Die Konsultation eines Arztes oder eines registrierten Ernährungsberaters kann Ihnen individuelle Ratschläge zur Einbeziehung von Vollkornprodukten und anderen essentiellen Nährstoffen in Ihre Ernährung geben, um Ihre Fruchtbarkeitsreise zu optimieren.

Zusätzliche Punkte:

Die Forschung zum spezifischen Einfluss von Vollkornprodukten auf die Fruchtbarkeit ist noch im Gange und bedarf weiterer Untersuchungen.
Die Kombination von Vollkornprodukten mit anderen gesunden Lebensstilpraktiken wie regelmäßiger Bewegung, Stressbewältigung und ausreichend Schlaf kann Ihr allgemeines Fruchtbarkeitspotenzial weiter steigern.
Wenn Sie Bedenken hinsichtlich Ihrer Fruchtbarkeit haben, wird immer empfohlen, professionellen Rat bei einem Gesundheitsdienstleister einzuholen. Sie können Ihre individuelle Situation beurteilen und maßgeschneiderte Ratschläge geben, um alle zugrunde liegenden Probleme anzugehen und Ihre Familienplanungsziele zu unterstützen.

Buntes Obst und Gemüse: Ein Regenbogen an Antioxidantien

Der Verzehr einer Reihe bunter Obst- und Gemüsesorten ist für die Erhaltung von Gesundheit und Wohlbefinden von entscheidender Bedeutung, und ihre lebendigen Farbtöne geben einen Hinweis auf die Fülle an Antioxidantien, die sie enthalten. Diese starken Pflanzenbestandteile haben die Fähigkeit, die allgemeine Gesundheit, einschließlich der Fruchtbarkeit, zu verbessern, indem sie Ihre Zellen vor den Schäden schützen, die freie Radikale verursachen können.

Die antioxidative Kraft der Farbe:

Rot: Reich an Lycopin, einem Antioxidans, das mit mehreren gesundheitlichen Vorteilen verbunden ist, darunter möglicherweise die Verbesserung der Spermienqualität und die Verringerung des Risikos bestimmter Geburtsanomalien. Obst und Gemüse wie Tomaten, Erdbeeren, Wassermelone und rote Paprika sind eine gute Quelle dieses Antioxidans.
Fungiert als neues Fenster

Orange und Gelb: Beta-Carotin, das in Karotten, Süßkartoffeln, Orangen, Mangos und Pfirsichen vorkommt, wird vom Körper in Vitamin A umgewandelt. Für die ordnungsgemäße Zellentwicklung, Fortpflanzung und Sehkraft ist Vitamin A unerlässlich.

Obst und Gemüse in Orange und Gelb
Grün: Blattgemüse wie Spinat, Grünkohl, Brokkoli und Rosenkohl sind reich an Lutein, Zeaxanthin und Vitamin K und voller Antioxidantien. Diese Antioxidantien können die normale Blutgerinnung, das Sehvermögen und die Zellfunktion unterstützen.

Blau und Lila: Blaubeeren, Weintrauben, Auberginen und Pflaumen sind reich an starken Antioxidantien namens Anthocyane und können gegen Herzkrankheiten, verschiedene Krebsarten und kognitiven Verfall helfen.

Lila und blaues Gemüse und Obst
Vorteile für die Embryologie:

Verminderter oxidativer Stress: Antioxidantien schützen Spermien und Eizellen vor Schäden durch freie Radikale, die die Befruchtung und die Entwicklung von Embryonen beeinträchtigen können. Eine Ernährung mit viel gesundem Obst und Gemüse kann dazu beitragen, oxidativen Stress zu reduzieren und die Gesundheit des Fortpflanzungssystems zu schützen.

Bessere Eiqualität: Antioxidantien können dazu beitragen, Eier vor oxidativem Stress zu schützen, was die Qualität und Lebensfähigkeit der Eier verbessern kann.

Verbesserte Spermiengesundheit: Antioxidantien wie Vitamin C und Lycopin werden mit einer besseren Beweglichkeit und Morphologie der Spermien in Verbindung gebracht, was die Fähigkeit der Spermien zur Befruchtung einer Eizelle erhöhen kann.

Maximieren Sie Ihren Verbrauch:

Streben Sie nach Abwechslung: Nehmen Sie regelmäßig verschiedene, kräftige Obst- und Gemüsesorten in Ihre Ernährung auf, um von einer breiten Palette an Antioxidantien zu profitieren.

Saisonal verzehren: Die Auswahl saisonaler Produkte trägt dazu bei, die bestmögliche Frische und den bestmöglichen Nährstoffgehalt zu gewährleisten.

Untersuchen Sie viele Zubereitungstechniken: Probieren Sie verschiedene Kochmethoden wie Grillen, Dämpfen oder Braten aus, um den Geschmack hervorzuheben und die Nährstoffe zu erhalten.

Erleichtern Sie den Zugriff: Bewahren Sie vorgewaschene und gewürfelte Lebensmittel griffbereit auf, um die Zubereitung von Mahlzeiten oder den Snack zwischendurch zu erleichtern.

Denken Sie daran, dass buntes Obst und Gemüse zwar eine großartige Quelle für Antioxidantien ist und die Fruchtbarkeit fördern kann, aber kein Allheilmittel ist. Eine ausgewogene und nährstoffreiche Ernährung sowie andere Lebensstilentscheidungen wie konsequente Bewegung, Stressreduzierung und ausreichend Schlaf sind für die allgemeine Gesundheit und die Optimierung des Fortpflanzungspotenzials von entscheidender Bedeutung. Für eine individuelle Beratung zur Aufnahme einer Reihe farbenfroher Obst- und Gemüsesorten in Ihre Ernährung für maximale Gesundheit und Fortpflanzungsunterstützung sprechen Sie mit einem Arzt oder einem registrierten Ernährungsberater.

Gesunde Fette für den Hormonhaushalt und die Eiqualität

Gute Fette sind entscheidend für die Erhaltung der Eizellenqualität und des Hormongleichgewichts, zwei Dinge, die für eine maximale Fruchtbarkeit notwendig sind. Bestimmte Fette sind trotz ihrer häufigen Stigmatisierung für eine Reihe biologischer Prozesse notwendig, beispielsweise für die Hormonsynthese und die Gesundheit von Zellen.

Vorteile von fruchtbarkeitssteigernden Fetten:

Hormonelles Gleichgewicht: Die Synthese vieler Hormone, einschließlich Sexualhormonen wie Östrogen und Progesteron, hängt von gesunden Fetten ab, insbesondere von einfach und mehrfach ungesättigten Fetten. Diese Hormone steuern den Eisprung, den Menstruationszyklus und andere reproduktive Gesundheitsprozesse.

Bessere Eiqualität: Eimembranen bestehen wie alle anderen Zellmembranen aus Grundbausteinen, die aus gesunden Fetten stammen. Der Verzehr einer ausreichenden Menge dieser Fette kann dazu beitragen, starke, gesunde Eierhäute zu bilden, was die

Lebensfähigkeit und Befruchtungsfähigkeit der Eier erhöhen kann.

Nährstoffaufnahme: Die fettlöslichen Vitamine A, D, E und K sind für die reproduktive Gesundheit unerlässlich. In Kombination mit gesunden Fetten werden diese Vitamine leichter aufgenommen und stehen so für eine Reihe biologischer Prozesse zur Verfügung.

Ressourcen für gute Fette:

Avocados, Olivenöl, Mandeln, Cashewnüsse, Erdnüsse und Samen (Chia, Leinsamen und Sesam) sind gute Quellen für einfach ungesättigte Fette.

Walnüsse, Leinsamen, Sojaöl und fetter Fisch (Makrele, Lachs und Thunfisch) sind gute Quellen für mehrfach ungesättigte Fette.

Auswahl der richtigen Fette:

Reduzieren Sie die Aufnahme von gesättigten Fettsäuren und Transfetten, die in rotem Fleisch, Fertiggerichten und frittierten Lebensmitteln enthalten sind. Diese Fette können Ihren Cholesterinspiegel erhöhen und möglicherweise Ihren Hormonhaushalt durcheinander bringen.

Geben Sie gesunden Quellen höchste Priorität: Wählen Sie unverarbeitete, natürliche Quellen für gesunde Fette, wie die oben genannten.

Es ist wichtig, gesunde Fette in Maßen zu sich zu nehmen, da eine zu große Aufnahme davon zu einer Gewichtszunahme führen kann. Versuchen Sie, sie in Maßen zu sich zu nehmen und konzentrieren Sie sich darauf, sie zu ausgewogenen Mahlzeiten hinzuzufügen.

Zusätzlicher Hinweis:

Kochtechniken: Um die gesundheitlichen Vorteile guter Fette zu erhalten, verwenden Sie Kochtechniken wie Grillen, Backen oder Braten.

Untersuchen Sie Lebensmitteletiketten: Achten Sie bei fundierten Entscheidungen auf die Menge und Art der Fette, die auf den Lebensmitteletiketten angegeben sind.

Sprechen Sie mit einem Arzt: Es wird empfohlen, dass Sie einen Arzt oder zertifizierten Ernährungsberater aufsuchen, wenn Sie Bedenken hinsichtlich Ihres Fettkonsums oder der möglichen Auswirkungen auf Ihre Empfängnisfähigkeit haben. Sie sind in der Lage, Ihre spezifischen Anforderungen zu beurteilen und maßgeschneiderte Ratschläge zu geben, wie Sie gesunde Fette in Ihre Ernährung aufnehmen können, um Ihren Fortpflanzungsprozess zu unterstützen.

Denken Sie daran, dass gesunde Fette für eine ausgewogene Ernährung unerlässlich sind und einen erheblichen Einfluss auf viele Aspekte der Gesundheit und des Wohlbefindens haben, einschließlich der Fruchtbarkeit. Treffen Sie fundierte Entscheidungen hinsichtlich der Arten und Quellen der Fette, die Sie zu sich nehmen, um das hormonelle Gleichgewicht aufrechtzuerhalten, die Qualität Ihrer Eizellen zu verbessern und ein günstiges Umfeld für die Empfängnis zu schaffen.

Protein: Bausteine für eine gesunde Schwangerschaft

Protein gilt als Grundlage einer gesunden Schwangerschaft und ist für viele Aspekte der reproduktiven Gesundheit wichtig. Es bietet lebenswichtige Aminosäuren, die für verschiedene Körperprozesse erforderlich sind, darunter:

Unterstützung bei der Entwicklung des Fötus:

Aufbau von Gewebe: Während der gesamten Schwangerschaft ist Protein für die Entwicklung und Reparatur der Muskeln, Knochen, Organe und Haut des Babys unerlässlich.
Produktion von Enzymen und Hormonen: Während der Schwangerschaft unterstützt Protein die Synthese von Hormonen und Enzymen, die für eine Reihe von Entwicklungsprozessen notwendig sind.
2. Förderung der Gesundheit von Müttern:

Erhalt der Muskelmasse: Der Verzehr einer ausreichenden Menge Protein trägt zum Erhalt der Muskelmasse bei, die notwendig ist, um die körperlichen Anforderungen während der Schwangerschaft, einschließlich der Geburt und des Tragens des Babys, zu erfüllen.
Steigerung der Energie: Während der gesamten Schwangerschaft kann Protein dazu beitragen, das

Energieniveau aufrechtzuerhalten, insbesondere im zweiten und dritten Trimester, wenn die Entwicklung des Babys zunimmt.

Unterstützende Immunfunktion: Während der Schwangerschaft ist das Immunsystem von entscheidender Bedeutung, um Mutter und ungeborenes Kind vor Krankheiten zu schützen. Protein hilft, dieses System aufrechtzuerhalten.

Idealer Proteinkonsum während der Schwangerschaft:

Zu den schwangerschaftsbezogenen Variablen, die sich auf die empfohlene tägliche Proteinaufnahme von Frauen auswirken, gehören Trimester, Trainingsniveau und Gewicht vor der Schwangerschaft.

Im Allgemeinen empfiehlt das American College of Obstetricians and Gynecologists (ACOG), den Proteinkonsum vor der Schwangerschaft mit zusätzlichen 75 Gramm pro Tag zu ergänzen.

Abhängig von den persönlichen Anforderungen und Umständen kann ein Gespräch mit einem zertifizierten Ernährungsberater oder Gesundheitsexperten hilfreich sein, um die richtige Proteinmenge für den Verzehr zu bestimmen.

Auswahl der Proteinquellen:

Abwechslung ist wichtig. Integrieren Sie eine Vielzahl von Proteinquellen in Ihre Ernährung, um sicherzustellen, dass Sie die vollständige Versorgung mit wichtigen Aminosäuren erhalten.

Quellen für mageres Protein: Zu den Optionen für mageres Protein gehören Fisch, Geflügel, Bohnen, Linsen, Tofu und fettarme Milchprodukte.

Begrenzen Sie den Verzehr von verarbeitetem Fleisch. Vermeiden Sie verarbeitetes Fleisch wie Speck, Hot Dogs und Würstchen, da diese reich an Salz und gesättigten Fettsäuren sind und allgemein gesundheitsschädlich sein können.

Pflanzliche Alternativen: Erkunden Sie für Vegetarier und Veganer pflanzliche Proteinquellen wie Bohnen, Linsen, Nüsse, Samen und Vollkornprodukte.

Zusätzlicher Hinweis:

Verteilen Sie Ihren täglichen Proteinkonsum: Um eine gleichmäßige Proteinzufuhr über den Tag hinweg zu gewährleisten, versuchen Sie, in jede Mahlzeit und jeden Snack Proteinquellen einzubeziehen.

Mischen Sie Protein mit anderen Nährstoffen: Kombinieren Sie Proteinquellen mit komplexen Kohlenhydraten und guten Fetten, um ausgewogene

Mahlzeiten zu kreieren, die reich an lebenswichtigen Nährstoffen sind und Ihnen dauerhafte Energie liefern.

Achten Sie auf Ihren Körper. Beobachten Sie Ihre Hungersignale und passen Sie Ihren Proteinkonsum entsprechend an.

Denken Sie daran, dass Protein während der Schwangerschaft zwar lebenswichtig ist, die Einnahme zu großer Mengen davon jedoch verschwenderisch und sogar gefährlich sein kann. Sie können sich im Gespräch mit einem Arzt beraten lassen, wie Sie die richtigen Proteinarten und -mengen in Ihre Ernährung aufnehmen können, um eine gesunde Schwangerschaft für Sie und Ihr ungeborenes Kind zu gewährleisten.

Einschließlich lebenswichtiger Vitamine und Mineralien

Für eine optimale Fruchtbarkeit und eine sichere Schwangerschaft sind bestimmte Vitamine und Mineralstoffe unerlässlich. Diese Mikronährstoffe spielen im Körper eine Reihe von Aufgaben, darunter die

Synthese von Hormonen, die Gesundheit von Eizellen und Spermien sowie die Entwicklung des Fötus.

Die folgende Liste essentieller Vitamine und Mineralstoffe für Empfängnis und Schwangerschaft sowie Nahrungsquellen wird bereitgestellt:

1. Vitamin B9 oder Folsäure:
Bedeutung: Unverzichtbar für den Schutz des heranwachsenden Fötus vor Neuralrohranomalien.
Beispiele für Nahrungsquellen sind Orangen, Hülsenfrüchte, Bohnen, angereichertes Getreide und grünes Blattgemüse.
ein Bild eines grünen BlattgemüsesFunktioniert als neues Fenster

2. Eisen
Unterstützt die Entwicklung roter Blutkörperchen, die für die Sauerstoffübertragung des Babys von entscheidender Bedeutung sind.
Zu den Nahrungsquellen gehören Fisch, Hühnchen, Bohnen, Linsen, dunkelgrünes Gemüse, mageres rotes Fleisch und angereichertes Getreide.
Bild von dunkelgrünem GemüseFunktioniert als neues Fenster

3. Kalzium

Bedeutung: Von grundlegender Bedeutung für die Entwicklung starker Knochen und Zähne eines heranwachsenden Babys.

Zu den Nahrungsquellen gehören grünes Blattgemüse, Tofu, Milchprodukte (Milch, Käse, Joghurt) und angereicherte pflanzliche Milch.

4. Pflanzenmilch mit Zusatz von Vitamin D

Wichtig: Fördert das Knochenwachstum des Babys und hilft bei der Aufnahme von Kalzium.

Zu den Nahrungsquellen gehören Eigelb, angereicherte Milch und Getreide, fetter Fisch (Lachs, Thunfisch und Makrele) sowie dem Sonnenlicht ausgesetzte Pilze.

Ein Bild eines fetten FischesFunktioniert als neues Fenster

5. Cholin:

Wichtig: Unverzichtbar für die Entwicklung des embryonalen Gehirns und die Integrität der Zellmembranen.

Zu den Nahrungsquellen zählen Fisch, Geflügel, Eier, Leber, Sojabohnen, Mandeln und Samen.

6. Vitamin für die Schwangerschaft:
Bedeutung: Bietet ein umfangreiches Spektrum an lebenswichtigen Vitaminen und Mineralstoffen, insbesondere bei unzureichender Nahrungsaufnahme.
Sprechen Sie mit einem Arzt, um je nach Ihren individuellen Anforderungen und Umständen das beste vorgeburtliche Vitamin für Sie auszuwählen.

Denken Sie daran, dass es wichtig ist, mit einem Arzt oder einem ausgebildeten Ernährungsberater zu sprechen, um Ihre individuellen Bedürfnisse zu ermitteln und eine individuelle Strategie für die Aufnahme der notwendigen Vitamine und Mineralien in Ihre Ernährung zu entwickeln, um Ihre Fruchtbarkeit zu maximieren und eine gesunde Schwangerschaft zu fördern.

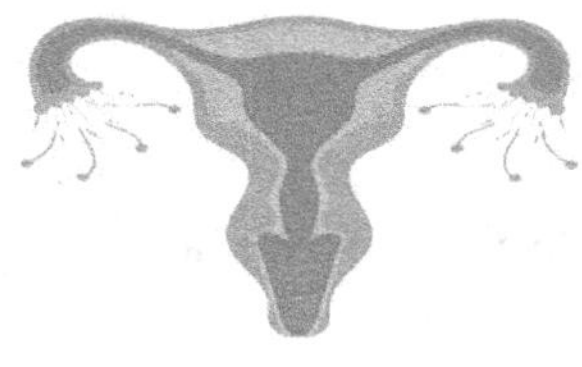

Kapitel 5

Häufige Fruchtbarkeitsprobleme: Hindernisse auf dem Weg überwinden

Bedenken hinsichtlich der Fruchtbarkeit sind weit verbreitet und betreffen Millionen von Paaren weltweit. Es ist wichtig zu bedenken, dass Sie mit Ihren Unfruchtbarkeitsproblemen nicht allein sind und dass Ihnen Hilfsmittel zur Verfügung stehen, die Sie bei diesem schwierigen Prozess unterstützen. Die folgende Liste typischer Fruchtbarkeitsprobleme sowie Ratschläge zu deren Lösung:

1. Alter: Ab Mitte 30 nimmt die Fruchtbarkeit der Frau normalerweise mit zunehmendem Alter ab. Es ist jedoch nicht unmöglich, später im Alter schwanger zu werden. Die Fruchtbarkeit kann durch eine Vielzahl von Ereignissen beeinträchtigt werden, und einige Frauen können bis in ihr 40. Lebensjahr auf natürlichem Wege schwanger werden.
Alter und weibliche Fruchtbarkeit in der PerspektiveFunktioniert als neues Fenster
en.wikipedia.org
Weibliche Fruchtbarkeit und Alter

2. Unregelmäßige Perioden: Es kann schwierig sein, sich vorzustellen, ob unregelmäßige Perioden auf ein zugrunde liegendes Eisprungproblem hinweisen. Es ist wichtig, dass Sie Ihre unregelmäßigen Perioden mit Ihrem Arzt besprechen, um mögliche Ursachen auszuschließen.

3. Grundlegende medizinische Probleme: Die Fruchtbarkeit kann durch eine Reihe medizinischer Erkrankungen beeinträchtigt werden, darunter PCOS, Endometriose und Uterusmyome. Besprechen Sie mit Ihrem Arzt, wie sich ein bereits bestehendes medizinisches Problem auf Ihre Fähigkeit, schwanger zu werden, auswirken kann, wenn Sie diesbezüglich Bedenken haben.

4. Lebensstilfaktoren: Fettleibigkeit, Rauchen und Alkoholexzesse können sich nachteilig auf die

Fruchtbarkeit auswirken. Die Umstellung auf einen gesünderen Lebensstil kann Ihre Chancen auf eine Schwangerschaft erhöhen.

5. Stress: Längerer Stress kann die Spermienentwicklung und den Eisprung beeinträchtigen. Für Paare, die versuchen, schwanger zu werden, kann es hilfreich sein, gesunde Stressbewältigungsmechanismen wie Yoga oder Meditation zu finden.

Ratschläge zur Überwindung von Fruchtbarkeitshindernissen:

Suchen Sie fachkundige Hilfe: Wenn Sie seit mehr als einem Jahr oder über sechs Monaten versuchen, schwanger zu werden, sollten Sie einen Fruchtbarkeitsspezialisten konsultieren. Dieser kann Ihre individuelle Situation beurteilen und geeignete Maßnahmen vorschlagen.

Treten Sie einer Gruppe bei, um Unterstützung zu erhalten: Der Kontakt zu anderen Paaren, die ähnliche Probleme haben, kann eine großartige Quelle für Wissen und emotionale Unterstützung sein.

Werden Sie sachkundig: Wenn Sie sich Wissen über Fruchtbarkeit und die vielen verfügbaren Behandlungen aneignen, können Sie möglicherweise fundierte Entscheidungen für Ihre Pflege treffen.

Achten Sie auf Selbstfürsorge: Ein gesunder Lebensstil, ausreichend Ruhe und der Umgang mit Stress können Ihre allgemeine Gesundheit verbessern und möglicherweise Ihre Chancen auf eine Schwangerschaft erhöhen.

Denken Sie daran, dass es zwar schwierig sein kann, Eltern zu sein, es aber dennoch Hilfe und Hoffnung gibt. Sie können Ihre Chancen, Ihre Familienbildungsziele zu erreichen, verbessern, indem Sie häufig auftretende Probleme ansprechen und bei Bedarf fachkundige Unterstützung in Anspruch nehmen.

Häufige Fruchtbarkeitsprobleme verstehen

Es kann eine belastende und emotionale Erfahrung sein, mit der Empfängnis zu kämpfen. Es ist wichtig, die verschiedenen Hindernisse zu verstehen, die zu Unfruchtbarkeit führen können, und zu bedenken, dass Sie damit nicht allein zu kämpfen haben. Hier ein genauerer Blick auf einige typische Fruchtbarkeitssorgen:

weibliche Faktoren

Ovulationsstörungen: Probleme bei der Freisetzung von Eizellen, wie z. B. ein unregelmäßiger oder ausbleibender Eisprung, können die Empfängnisfähigkeit einer Frau ernsthaft beeinträchtigen. Der Eisprung kann durch Erkrankungen wie Schilddrüsenprobleme und das polyzystische Ovarialsyndrom (PCOS) beeinträchtigt werden.

Verstopfungen der Eileiter: Diese Verstopfungen können Spermien daran hindern, Eizellen zu befruchten, indem sie sie daran hindern, zu ihnen zu gelangen. Endometriose, frühere Operationen und entzündliche Erkrankungen des Beckens (PID) sind einige mögliche Ursachen dafür.

Gutartige Wucherungen in der Gebärmutter, sogenannte Uterusmyome, können manchmal die Einnistung verhindern oder sich negativ auf die Gesundheit des wachsenden Embryos auswirken.

Endometriose: Wenn Gebärmutterschleimhautgewebe außerhalb der Gebärmutter vorhanden ist, kann es zu Entzündungen kommen und die Einnistung erschweren.

Männerspezifische Faktoren:

Spermienqualität: Die Wahrscheinlichkeit einer Empfängnis kann durch eine geringe Spermienmenge, eine schlechte Spermienmotilität (Bewegung) oder eine abweichende Spermienmorphologie (Form) verringert werden. Diese Probleme können durch Variablen wie Varikozele, Hormonanomalien und Lebensstilentscheidungen verursacht werden.

Hoden, die sich nicht abgesenkt haben: Die Qualität und Quantität der Spermien kann beeinträchtigt sein, wenn

einer oder beide Hoden während der Entwicklung nicht in den Hodensack absinken können.
Zusätzliche Dinge, die dazu beitragen:

Alter: Naturgemäß nimmt die Fruchtbarkeit mit zunehmendem Alter ab, insbesondere bei Frauen ab Mitte 30. Auch wenn es keine Gewissheit ist, ist das Alter bei Unfruchtbarkeit ein wichtiger Faktor.
Entscheidungen zum Lebensstil: Die reproduktive Gesundheit von Männern und Frauen kann durch Rauchen, Alkoholexzesse, Drogenkonsum und Übergewicht beeinträchtigt werden. Sie können Ihre Chancen auf eine Schwangerschaft erhöhen, indem Sie ein gesundes Gewicht halten und gute Verhaltensweisen entwickeln.
Giftstoffe in der Umwelt: Es kann schädlich für die Spermiengesundheit und die Qualität der Eizellen sein, bestimmten Umweltschadstoffen wie Pestiziden und Schwermetallen ausgesetzt zu sein.
Es ist unbedingt zu bedenken, dass:

In 20 % der Fälle ist die Ursache der Unfruchtbarkeit noch unbekannt.
Eine Vielzahl von Variablen kann bei vielen Paaren zur Unfruchtbarkeit beitragen.
Je nach Ursache der Unfruchtbarkeit stehen unterschiedliche Behandlungsmethoden zur Verfügung.
Expertenhilfe in Anspruch nehmen:

Die Beratung durch einen Fruchtbarkeitsexperten ist unerlässlich, wenn Sie seit mehr als einem Jahr oder sechs Monaten, wenn Sie über 35 sind, versuchen, schwanger zu werden. Er ist in der Lage, eine umfassende Beurteilung durchzuführen, die zugrunde liegende Ursache zu ermitteln und geeignete Behandlungsmethoden vorzuschlagen Maßnahmen, einschließlich Medikamente, Operationen oder assistierte Reproduktionstechnologien (ART) wie In-vitro-Fertilisation (IVF).

PCOS und seine Auswirkungen auf die Fruchtbarkeit

PCOS und seine Auswirkungen auf die Empfängnis
PCOS oder polyzystisches Ovarialsyndrom ist eine weit verbreitete hormonelle Erkrankung, die fruchtbare Frauen betrifft. Es kann aus mehreren Gründen erhebliche Auswirkungen auf die Fruchtbarkeit haben:

1. Gestörter Eisprung: Während des Eisprungs wird einmal im Monat eine reife Eizelle aus dem Eierstock freigesetzt, ein Vorgang, der häufig durch PCOS beeinträchtigt wird. Dies kann folgende Ursachen haben:

Erhöhte Androgenspiegel: PCOS führt häufig zu höheren Mengen an Testosteron und anderen männlichen

Hormonen als normal, was die Entwicklung und Freisetzung von Eizellen behindern kann.

Insulinresistenz: Insulinresistenz ist ein häufiges Symptom von PCOS bei Frauen und kann den Eisprung zusätzlich beeinträchtigen.

2. Unregelmäßige Perioden: Frauen mit PCOS können aufgrund eines seltenen oder ausbleibenden Eisprungs unregelmäßige oder seltene Menstruationszyklen haben. Dies macht es schwierig herauszufinden, wann man schwanger werden und wann man auf ein Baby warten sollte.

3. Qualität der Eizellen: PCOS kann manchmal einen Einfluss auf die Qualität der freigesetzten Eizellen haben, was sich auf deren Befruchtungsqualität auswirken kann.

Aber es ist wichtig, Folgendes im Hinterkopf zu behalten:

Nicht jede von PCOS betroffene Frau hat Probleme, schwanger zu werden. Während einige PCOS-Frauen spontan schwanger werden, benötigen andere möglicherweise Hilfe.

Für PCOS steht eine Behandlung zur Verfügung. Eine Reihe medizinischer Eingriffe können zur Kontrolle des Eisprungs und zur Verbesserung der Fruchtbarkeit beitragen, darunter:

Änderungen im Lebensstil: Das hormonelle Gleichgewicht und der regelmäßige Eisprung können durch eine gesunde

Ernährung, häufige körperliche Betätigung und Stressbewältigung erheblich verbessert werden.

Medikamente: Antibabypillen und andere Medikamente können helfen, den Eisprung und die Menstruation zu kontrollieren.

Medikamente, die den Eisprung auslösen: Diese Substanzen fördern die Freisetzung von Eizellen und den Eisprung.

Operation: Um den Eisprung zu fördern, kann unter bestimmten Umständen eine laparoskopische Ovarialbohrung eine Möglichkeit sein.

Expertenhilfe in Anspruch nehmen:

Wenn Sie an PCOS leiden und befürchten, schwanger zu werden, ist es unerlässlich, ärztlichen Rat einzuholen. Sie sind in der Lage, Ihre besonderen Umstände zu beurteilen, die Grundursache Ihrer Unfruchtbarkeitsprobleme zu identifizieren und die beste Vorgehensweise vorzuschlagen, um Ihre Chancen auf eine Schwangerschaft zu verbessern.

Endometriose und ihre Behandlung

Wenn Endometriumgewebe – das mit der Gebärmutterschleimhaut identisch ist – außerhalb der Gebärmutter wächst, spricht man von Endometriose. Diese Störung betrifft häufig die Eileiter, die Eierstöcke und das Gewebe, das das Becken auskleidet. Ähnlich wie die

Gebärmutterschleimhaut reagiert dieses verschobene Gewebe auf Hormonschwankungen und verursacht Schmerzen, Entzündungen und andere Menstruationsbeschwerden.

Auswirkung auf die Fruchtbarkeitsrate:

Es gibt verschiedene Möglichkeiten, wie Endometriose die Fruchtbarkeit beeinträchtigen kann.

Narbenbildung: Die Entwicklung von Narbengewebe um die Eileiter und Eierstöcke als Folge endometriotischer Erkrankungen kann die Freisetzung von Eizellen, die Befruchtung und die Einnistung des Embryos behindern.
Eine durch Endometriose hervorgerufene chronische Entzündung kann das empfindliche Gleichgewicht des Fortpflanzungssystems stören und die Qualität der Eizellen sowie die Fähigkeit der Spermien, sich zu vermehren, beeinträchtigen.
Hormonelle Ungleichgewichte: Endometriose kann den Eisprung und den Menstruationszyklus verschlechtern, indem sie zu hormonellen Anomalien beiträgt.
Umgang mit Endometriose:

Obwohl es keine Heilung für Endometriose gibt, gibt es eine Reihe von Behandlungen, die helfen können, die Symptome zu kontrollieren und die Fruchtbarkeit zu steigern:

1. Schmerzkontrolle:

Nichtsteroidale entzündungshemmende Arzneimittel (NSAIDs): Ibuprofen und Naproxen, zwei rezeptfreie Schmerzmittel, können bei der Behandlung leichter bis mittelschwerer Beschwerden helfen.
Hormonelle Schmerzbehandlung: Hormonkontrolle und Endometriose-Schmerzen können durch Antibabypillen, eine reine Gestagenbehandlung und GnRH-Agonisten gelindert werden.
2. Möglichkeiten zur Steigerung der Fruchtbarkeit:

Operation: Endometrioseläsionen können durch eine laparoskopische Operation entfernt oder zerstört werden, was die Ergebnisse der Unfruchtbarkeit verstärken kann.
Technologien für die assistierte Reproduktion (ART): Fruchtbarkeitsärzte können je nach Grad der Endometriose und anderen Variablen Methoden wie die In-vitro-Fertilisation (IVF) vorschlagen, um die Eileiter zu umgehen und eine Empfängnis zu erreichen.
Es ist wichtig, sich daran zu erinnern:

Der optimale Therapieverlauf bei Endometriose ist einzigartig und hängt von einer Reihe von Variablen ab, darunter dem Ausmaß der Symptome, dem Wunsch, schwanger zu werden, und dem allgemeinen Gesundheitszustand.

Es ist wichtig, mit einem Facharzt für Endometriose zu sprechen, um eine genaue Diagnose zu erhalten, verfügbare Behandlungen durchzugehen und eine individuelle Behandlungsstrategie zu erstellen.

Bekämpfung einer niedrigen Spermienzahl

Für Männer, die versuchen, schwanger zu werden, kann eine niedrige Spermienzahl besorgniserregend sein. Aber es ist wichtig zu bedenken, dass es oft Lösungen gibt, um damit umzugehen und Ihre Chancen, Eltern zu werden, zu erhöhen. Hier sind einige wichtige Dinge, über die Sie nachdenken sollten:

Spermienzahldefizit verstehen:

Diagnose: Eine niedrige Spermienzahl muss durch eine Samenuntersuchung festgestellt werden. Mit diesem Test werden die Konzentration, Motilität (Bewegung) und Morphologie (Form) der Spermien gemessen.
Gründe: Eine niedrige Spermienzahl kann verschiedene Ursachen haben, darunter:
Varikozele: Vergrößerte Hodensackvenen, die sich auf die Spermienproduktion auswirken können.
Hormonelle Ungleichgewichte: Probleme mit Testosteron oder anderen Hormonen können Auswirkungen auf die Fortpflanzungsfähigkeit haben.

Hoden, die während der Entwicklung nicht in den Hodensack eindringen, können Auswirkungen auf die Qualität der Spermien haben.

Infektionen: Die Spermienproduktion kann durch Infektionen im Fortpflanzungssystem beeinträchtigt werden.

Faktoren im Zusammenhang mit dem Lebensstil: Rauchen, Alkoholexzesse, Drogenkonsum und Übergewicht können die Gesundheit der Spermien beeinträchtigen.

Umweltfaktoren: Die Spermienbildung kann durch die Einwirkung bestimmter Gifte und Chemikalien beeinträchtigt werden.

Wie man mit einer niedrigen Spermienzahl umgeht

Anpassungen des Lebensstils: Die Umstellung auf eine gesündere Lebensweise ist oft die erste Verteidigungslinie. Dies umfasst:

Ein gesundes Gewicht halten: Die Spermienqualität kann durch Fettleibigkeit beeinträchtigt werden.

Häufige Bewegung: Regelmäßige körperliche Aktivität kann die allgemeine Gesundheit verbessern und möglicherweise die Spermienzahl erhöhen.

Ausgewogene Ernährung: Lebenswichtige Nährstoffe für die Spermienproduktion können durch eine nährstoffreiche Ernährung mit viel Obst, Gemüse und Vollkornprodukten gewonnen werden.

Reduzierung des Drogen- und Alkoholkonsums: Übermäßiger Konsum von Drogen und Alkohol kann die Gesundheit der Spermien ernsthaft beeinträchtigen.

Mit dem Rauchen aufhören: Rauchen ist eine wesentliche Ursache sowohl für allgemeine Gesundheitsprobleme als auch für eine verminderte Spermienzahl.

Kontrollieren Sie Ihren Stress: Die Proliferation kann durch anhaltenden Stress beeinträchtigt werden. Denken Sie an beruhigende Methoden wie Yoga oder Meditation.

medizinische Eingriffe:

In Anbetracht der zugrunde liegenden Ursache könnte Ihr Arzt Ihnen raten:

Medikamente: In manchen Situationen können Medikamente zur Behandlung hormoneller Anomalien eingesetzt werden.

Operation: Um die Spermienproduktion zu steigern, können Varikozelen operativ korrigiert werden.

Assistierte Reproduktionstechnologien (ART): IVF und ICSI sind zwei ART-Methoden, die auch bei geringer Spermienzahl zu einer Schwangerschaft beitragen können, wenn andere Behandlungen erfolglos bleiben.

Expertenhilfe in Anspruch nehmen:

Um den Grund für Ihre niedrige Spermienzahl zu ermitteln und einen individuellen Behandlungsplan zu erstellen, wenden Sie sich an einen Urologen oder

Fruchtbarkeitsexperten. Sie können Ihnen dabei helfen, Ihre Alternativen abzuwägen und Entscheidungen zu treffen, die für Ihre spezielle Situation angemessen sind.

Zusätzliche Quellen:

https://www.asrm.org/ ist die Website der American Society for Reproductive Medicine (ASRM).
https://www.nichd.nih.gov/health/topics/menshealth/resear chinfo ist die Website der National Institutes of Health (NIH).
Die National Infertility Association kann unter https://resolve.org erreicht werden.
Denken Sie daran, dass der Umgang mit einer niedrigen Spermienzahl eine aggressive Strategie erfordert. Sie können Ihre Chancen, Eltern zu werden, erhöhen, indem Sie einen gesunden Lebensstil wählen, sich von Experten beraten lassen und nach geeigneten Behandlungsalternativen suchen.

Unterstützung der Schilddrüsengesundheit für optimale Fruchtbarkeit

Die Schilddrüse ist ein lebenswichtiges Organ, das verschiedene Körperprozesse wie Wachstum, Entwicklung und Stoffwechsel reguliert. Es hat auch einen großen Einfluss auf die Fruchtbarkeit von Männern und Frauen. Im Folgenden finden Sie einige Möglichkeiten zur Förderung der Schilddrüsengesundheit für eine optimale Fruchtbarkeit:

Die Beziehung erkennen:

Triiodthyronin (T3) und Thyroxin (T4) sind die beiden primären Hormone, die von der Schilddrüse produziert werden. Zahlreiche Funktionen wie Eisprung, Spermienproduktion und Embryonalentwicklung werden durch diese Hormone reguliert.

Auswirkungen auf die Fruchtbarkeit: Durch Hyperthyreose (Schilddrüsenüberfunktion) oder Hypothyreose (Schilddrüsenunterfunktion) kann das hormonelle Gleichgewicht gestört und die Fruchtbarkeit beeinträchtigt werden.

Verbesserung der Schilddrüsenfunktion:

Es ist wichtig, ein gesundes Gewicht zu halten, da Fettleibigkeit die Schilddrüsenfunktion beeinträchtigen kann.

Eine ausgewogene Ernährung zu sich nehmen: Essen Sie Lebensmittel mit hohem Jodgehalt wie Schalentiere, Milchprodukte und Jodsalz. Die Synthese von Schilddrüsenhormonen erfordert Jod.

Reduzierung der Menge an verarbeiteten Lebensmitteln: Raffinierte Kohlenhydrate und schädliche Fette in verarbeiteten Lebensmitteln können sich nachteilig auf die Schilddrüsenfunktion auswirken.

Umgang mit Stress: Längerer Stress kann den Hormonhaushalt der Schilddrüse aus dem Gleichgewicht bringen. Nutzen Sie stressreduzierende Methoden wie Yoga oder Meditation.

Gut schlafen: Versuchen Sie, jede Nacht zwischen sieben und acht Stunden gut zu schlafen. Die Schilddrüsenfunktion und andere Hormonregulationen können durch Schlafmangel beeinträchtigt werden.

Regelmäßige Bewegung: Regelmäßige Bewegung kann die Schilddrüsenfunktion unterstützen und die allgemeine Gesundheit verbessern.

Expertenrat einholen:

Schilddrüsenfunktionstest: Sprechen Sie mit einem medizinischen Experten, wenn Sie Schwierigkeiten haben, schwanger zu werden, oder wenn Sie sich Sorgen um die Gesundheit Ihrer Schilddrüse machen. Um Ihre

Schilddrüsenfunktion zu beurteilen, wird möglicherweise ein Bluttest (TSH-Wert) durchgeführt.

Behandlungsmöglichkeiten: Wenn ein Schilddrüsenproblem festgestellt wird, wird Ihr Arzt Ihnen eine geeignete Therapie empfehlen, z. B. Medikamente oder Ernährungsumstellungen zur Korrektur Ihres Schilddrüsenhormonspiegels.

Zusätzlicher Rat

Seien Sie vorsichtig bei bestimmten Medikamenten, da diese die Schilddrüsenfunktion beeinträchtigen können. Sprechen Sie mit Ihrem Arzt über alle Medikamente, die Sie derzeit einnehmen.

Vermeiden Sie Rauchen und starken Alkoholkonsum: Sowohl die allgemeine Fruchtbarkeit als auch die Schilddrüsengesundheit können durch diese Verhaltensweisen beeinträchtigt werden.

Denken Sie darüber nach, mit einem zertifizierten Ernährungsberater zusammenzuarbeiten. Sie können Ihnen bei der Entwicklung eines maßgeschneiderten Ernährungsplans helfen, der sowohl Ihre reproduktiven als auch Ihre Schilddrüsengesundheitsziele fördert.

Abrufen:

Die Aufrechterhaltung einer ausreichenden Schilddrüsenfunktion ist für die allgemeine Gesundheit von entscheidender Bedeutung und kann die

Wahrscheinlichkeit einer erfolgreichen Schwangerschaft erheblich erhöhen.

Um Fortpflanzungsprobleme anzugehen, muss eine Schilddrüsenfunktionsstörung frühzeitig erkannt und behandelt werden.

Um eine optimale Gesundheit und Fruchtbarkeit der Schilddrüse zu gewährleisten, ist eine maßgeschneiderte Beratung und Behandlungsvorschläge durch einen Arzt erforderlich.

Indem Sie diese Vorschläge umsetzen und bei Bedarf fachkundige Unterstützung in Anspruch nehmen, können Sie den Grundstein für eine erfolgreiche Familienplanungsstrategie und eine sichere Schwangerschaft legen.

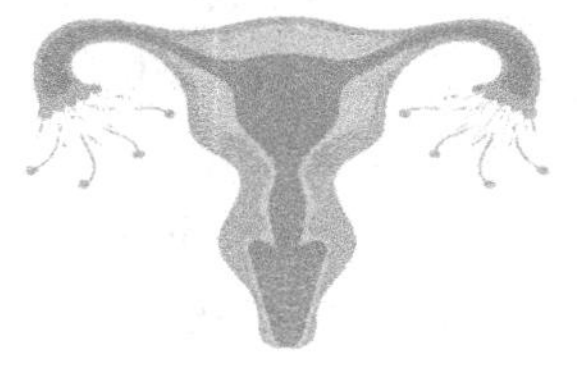

Kapitel 6

Optimierung Ihrer Fruchtbarkeitsreise: Zusätzliche Unterstützungsstrategien

Zusätzlich zur Behandlung bestimmter medizinischer Probleme können die folgenden zusätzlichen Unterstützungstechniken Ihnen dabei helfen, Ihre Fortpflanzungsreise zu maximieren:

Emotionale Gesundheit:

Suchen Sie emotionale Unterstützung: Sie können die emotionalen Schwierigkeiten der Unfruchtbarkeit bewältigen, indem Sie mit einem Therapeuten oder Berater sprechen, der auf Reproduktionsprobleme spezialisiert ist.

Nehmen Sie Kontakt zu Selbsthilfegruppen auf: Die Teilnahme an persönlichen oder virtuellen Selbsthilfegruppen kann Ihnen dabei helfen, Verständnis und ein Gefühl der Kameradschaft mit anderen aufzubauen, die Ähnliches durchmachen.

Üben Sie Stressreduzierung und Achtsamkeit: Stressbewältigung und emotionales Wohlbefinden können durch Übungen wie Yoga, Meditation und tiefes Atmen verbessert werden.

Entscheidungen für ein gesundes Leben:

Achten Sie auf eine ausgewogene Ernährung: Um die lebenswichtigen Nährstoffe für die reproduktive Gesundheit zu erhalten, sollten Sie sich reich an Obst, Gemüse, Vollkornprodukten und magerem Eiweiß ernähren.

Vermeiden Sie verarbeitete Mahlzeiten, zuckerhaltige Getränke und ungesunde Fette, da diese sich nachteilig auf den Hormonhaushalt und die allgemeine Gesundheit auswirken können.

Gönnen Sie sich ausreichend Ruhe: Für eine optimale Hormonkontrolle und allgemeines Wohlbefinden sollten Sie 7–8 Stunden guten Schlaf pro Nacht anstreben.

Regelmäßig Sport treiben: Sport kann Stress abbauen, die Fruchtbarkeit steigern und die allgemeine Gesundheit verbessern. Dennoch kann eine Überdosierung beim

Training den gegenteiligen Effekt haben, also achten Sie auf ein Gleichgewicht.

Vermeiden Sie Rauchen und Alkoholexzesse: Diese Verhaltensweisen können die Qualität von Eizellen und Spermien ernsthaft beeinträchtigen.

ergänzende Behandlungen

Obwohl die Forschung noch im Gange ist, handelt es sich bei Akupunktur und Akupressur um alte chinesische medizinische Techniken, die dabei helfen können, den Hormonhaushalt auszugleichen und die Durchblutung der Fortpflanzungsorgane zu verbessern.

Untersuchen Sie pflanzliche Heilmittel: Fragen Sie einen lizenzierten Kräuterheilkundler nach Kräutern, die bei der Empfängnis helfen könnten. Achten Sie jedoch auf mögliche negative Auswirkungen und Medikamentenkombinationen.

Abrufen:

Der Schlüssel liegt in der Kommunikation: Es ist wichtig, in jeder Phase des Fortpflanzungsprozesses ein ehrliches und offenes Gespräch mit Ihrem Ehepartner zu führen. Sprechen Sie ehrlich über Ihre Gedanken, Gefühle und Erwartungen.

Lassen Sie sich von Experten beraten: Wenn Sie mit einem Facharzt für reproduktive Gesundheit sprechen, erhalten Sie möglicherweise eine individuelle Beratung, eine

Diagnose und Behandlungsoptionen, die auf Ihre individuellen Umstände zugeschnitten sind.

Behalten Sie eine fröhliche Haltung bei: Auch wenn der Umgang mit Unfruchtbarkeitsproblemen emotional anstrengend sein kann, wird die Aufrechterhaltung des Optimismus und die Konzentration auf gute Bewältigungsstrategien Ihr allgemeines Wohlbefinden verbessern und möglicherweise Ihre Erfolgschancen erhöhen.

Sie können eine vollständige Strategie entwickeln, um Ihre Fruchtbarkeitsreise zu maximieren und Ihre Chancen auf eine gesunde Schwangerschaft zu erhöhen, indem Sie diese Taktiken mit allen erforderlichen medizinischen Maßnahmen kombinieren.

Die Rolle von Präkonzeptionsergänzungen

Pränatale Vitamine, oft auch als Präkonzeptionspräparate bezeichnet, sind unerlässlich, um Ihren Körper auf eine sichere und erfolgreiche Schwangerschaft vorzubereiten. Auch wenn sie die Empfängnis nicht gewährleisten, können sie lebenswichtige Nährstoffe liefern, die die männliche und weibliche Fruchtbarkeit steigern und das bestmögliche Wachstum des Fötus fördern.

Vorteile von Nahrungsergänzungsmitteln bei Vorurteilen:

Folsäure: Bei heranwachsenden Embryonen senkt dieses essentielle B-Vitamin die Häufigkeit von Neuralrohranomalien drastisch. Alle Frauen im gebärfähigen Alter sollten dies tun, auch wenn sie nicht aktiv versuchen, schwanger zu werden.

Ergänzende B-Vitamine: Die Schwangerschaft ist für die Synthese roter Blutkörperchen, die Hormonkontrolle und den Energiestoffwechsel auf die B-Vitamine B6 und B12 angewiesen.

Eisen: Anämie, die sich nachteilig auf die Fruchtbarkeit und den Schwangerschaftsverlauf auswirken kann, ist eine typische Folge von Eisenmangel bei Frauen. Eisen ist häufig in vorgeburtlichen Nahrungsergänzungsmitteln enthalten, um die ordnungsgemäße Bildung roter Blutkörperchen zu fördern.

Jod: Dieses Mineral ist wichtig für die Schilddrüsenfunktion, die Hormone im Zusammenhang mit der Fortpflanzung und dem Stoffwechsel steuert.

Cholin: Jüngsten Studien zufolge kann Cholin die pränatale kognitive Funktion positiv beeinflussen und eine Rolle bei der Gehirnentwicklung spielen.

Für wen sind Präkonzeptionspräparate geeignet?

Jede Frau, die fruchtbar ist: Pränatale Vitamine können sicherstellen, dass Sie im Falle einer Schwangerschaft über ausreichende Vorräte an lebenswichtigen Nährstoffen verfügen, auch wenn Sie nicht aktiv versuchen, schwanger zu werden.

Frauen mit besonderen Erkrankungen: Zusätzlich zu einem vorgeburtlichen Vitamin kann Ihr Arzt bestimmte Nahrungsergänzungsmittel empfehlen, wenn Sie an Anämie, einem anerkannten Ernährungsdefizit oder anderen gesundheitlichen Problemen leiden.

Männer: Es wurden weniger Studien durchgeführt, einige Studien deuten jedoch darauf hin, dass bestimmte Nährstoffe wie Folsäure und Zink die Beweglichkeit und Gesundheit der Spermien verbessern können. Es wird empfohlen, dass Männer, die über Vitaminpräparate nachdenken, mit einem Arzt sprechen.

Wichtige Punkte, die Sie beachten sollten:

Sprechen Sie mit Ihrem Arzt: Fragen Sie Ihren Arzt, bevor Sie mit einer neuen Nahrungsergänzungskur beginnen, auch vor der Geburt. Sie sind in der Lage, Ihre spezifischen Anforderungen zu ermitteln und Ihnen die richtige Art und Menge der Nahrungsergänzung vorzuschlagen.

Nicht als Ersatz für eine ausgewogene Ernährung gedacht: Nahrungsergänzungsmittel gegen Schwangerschaftsverhütung sollten keine gesunde, ausgewogene Ernährung ersetzen. Um eine optimale Aufnahme wichtiger Nährstoffe zu gewährleisten, sollten

Sie eine Mischung aus Obst, Gemüse, Vollkornprodukten und mageren Proteinquellen zu sich nehmen.

Mögliche nachteilige Folgen: Bestimmte pränatale Vitamine können bei bestimmten Menschen leichte Nebenwirkungen wie Übelkeit oder Verstopfung hervorrufen. Sprechen Sie mit Ihrem Arzt über Ihre Sorgen. er oder sie könnte andere Lösungen vorschlagen.

Abrufen:

Nahrungsergänzungsmittel gegen Vorurteile können ein nützliches Hilfsmittel sein, um Sie auf Ihrem Weg zur Fortpflanzung zu unterstützen und eine sichere und gesunde Schwangerschaft zu gewährleisten.

Um Ihr allgemeines Wohlbefinden und Ihre reproduktive Gesundheit zu optimieren, müssen Sie mit Ihrem Arzt sprechen und einen gesunden Lebensstil führen.

Da die Bedürfnisse und Umstände jedes Menschen einzigartig sind, ist die individuelle Beratung durch einen Gesundheitsdienstleister von entscheidender Bedeutung.

Durch eine fundierte Entscheidungsfindung und fachkundige Beratung können Sie die vorgefassten Vitamine optimal nutzen und Ihren Weg zur Elternschaft selbst in die Hand nehmen.

Erforschung alternativer Therapien und ganzheitlicher Ansätze

Neben der Erforschung alternativer Behandlungsmethoden und ganzheitlicher Techniken zusätzlich oder als Ergänzung zur medikamentösen Therapie greifen viele Paare bei Fortpflanzungsschwierigkeiten auch auf die Schulmedizin zurück. Es ist wichtig zu bedenken, dass diese Methoden nicht als Ersatz für eine fachkundige medizinische Beratung und Diagnose angesehen werden dürfen.

Im Folgenden sind einige häufig erforschte ganzheitliche Methoden und alternative Behandlungsmethoden für die Fruchtbarkeit aufgeführt:

1. Akupunktur: Bei diesem alten chinesischen medizinischen Verfahren werden winzige Nadeln in bestimmte Körperstellen eingeführt. Untersuchungen deuten darauf hin, dass Akupunktur möglicherweise die Fruchtbarkeit verbessern kann, indem sie die Hormone reguliert, die Durchblutung der Fortpflanzungsorgane verbessert und den Stresspegel senkt. Es gibt jedoch noch weiteren Forschungsbedarf auf diesem Gebiet, und individuelle Umstände können Einfluss darauf haben, wie vorteilhaft eine Behandlung ist.

2. Pflanzliche Heilmittel: Einige Kräuter, darunter rote Himbeerblätter, Mönchspfeffer und Maca-Wurzel, werden

manchmal verwendet, um die Fruchtbarkeit und den Hormonhaushalt zu fördern. Aufgrund der mangelnden Einheitlichkeit in Qualität und Dosierung, Nebenwirkungen und möglichen Wechselwirkungen mit Arzneimitteln ist es jedoch unbedingt erforderlich, vor der Einnahme von Kräutertherapien den Rat eines zertifizierten Kräuterkundlers oder Heilpraktikers einzuholen.

3. Geist-Körper-Therapien: Durch die Regulierung der Hormone und die Verbesserung des allgemeinen Wohlbefindens können Stressbewältigungstechniken wie Yoga, Meditation und Achtsamkeitsübungen einen guten Einfluss auf die Fruchtbarkeit haben. Darüber hinaus können diese Verfahren Bewältigungsstrategien und emotionale Unterstützung während des Schwangerschaftsprozesses bieten.

4. Ernährungsumstellungen: Eine ausgewogene Ernährung mit viel Obst, Gemüse, Vollkornprodukten und magerem Eiweiß kann wichtige Nährstoffe für die Gesundheit des Fortpflanzungssystems liefern. Manche Menschen könnten auch bestimmte Ernährungsstrategien in Betracht ziehen, z. B. den Verzicht auf verarbeitete Lebensmittel, die Reduzierung von Zucker oder die Befolgung eines Diätplans, der auf die Fruchtbarkeit ausgerichtet ist. Mit Unterstützung eines qualifizierten Ernährungsberaters

kann ein individueller und wissenschaftlich fundierter Ernährungsplan entwickelt werden.

5. Konventionelle Therapiemethoden: Einige Kulturen beziehen konventionelle Behandlungsmethoden wie Reflexzonenmassage, Massagetherapie oder spirituelle Aktivitäten in ihren Konzeptionsprozess ein. Obwohl es keinen wissenschaftlichen Beweis dafür gibt, dass diese Aktivitäten die Fruchtbarkeit steigern könnten, erhalten manche Menschen möglicherweise emotionale und kulturelle Unterstützung durch sie.

Wichtige Punkte, die Sie beachten sollten:

Bevor Sie mit einer neuen Behandlung beginnen oder eine Ernährungsumstellung vornehmen, lassen Sie sich stets von Ihrem Arzt beraten. Dies ist besonders wichtig, wenn Sie unter medizinischen Vorerkrankungen leiden oder bereits Medikamente einnehmen.
Achten Sie auf unbegründete Behauptungen: In Bezug auf Fruchtbarkeit und Alternativmedizin können viele falsche Informationen gefunden werden. Es ist wichtig, aus zuverlässigen Quellen zu recherchieren und sich nicht von ausgefallenen Behauptungen oder wundersamen Behandlungen verführen zu lassen.
Legen Sie Wert auf die allgemeine Gesundheit: Auch wenn diese Methoden Vorteile haben können, sollten Sie bedenken, dass sie zusätzlich zur herkömmlichen

medizinischen Versorgung und einem gesunden Lebensstil eingesetzt werden sollten und nicht als Ersatz dafür.
Abrufen:

Die Untersuchung ganzheitlicher und alternativer Heilmittel kann ein individueller Weg sein. Wählen Sie Aktivitäten aus, die Ihr allgemeines Wohlbefinden steigern und zu Ihnen sprechen.
Unabhängig davon, für welche Methoden Sie sich entscheiden, ist es wichtig, dass Sie und Ihr Arzt während Ihrer Fortpflanzungsreise in ständigem Kontakt stehen.
Sie können Ihre Chancen auf eine erfolgreiche Schwangerschaft erhöhen, indem Sie eine ausgewogene Strategie anwenden, die evidenzbasierte Methoden, traditionelle Medizin und eine gesunde Lebensweise umfasst.
Sie können einen stärkenden und ermutigenden Weg zur Elternschaft entwerfen, indem Sie während Ihrer Fortpflanzungsreise fundierte Entscheidungen treffen, einen Spezialisten konsultieren und Lösungen in Betracht ziehen, die Ihren Bedürfnissen und Überzeugungen entsprechen.

.

Wann sollten Sie professionelle Hilfe in Anspruch nehmen und sich mit assistierten Reproduktionstechnologien vertraut machen?

Die Entscheidung, ob Sie professionelle Hilfe in Anspruch nehmen möchten, ist ein wichtiger Schritt, um sich in der manchmal einschüchternden Welt reproduktiver Probleme zurechtzufinden. Hier ist ein Leitfaden, der Ihnen dabei hilft, kluge Entscheidungen zu treffen:

Expertenunterstützung erhalten:

Im Allgemeinen, wenn Sie versucht haben, schwanger zu werden:
Ein Jahr ohne Erfolg (für unter 35-Jährige).
Seit sechs Monaten ohne Glück (35 Jahre oder älter)
**Sie haben besorgniserregende Symptome wie unregelmäßige Perioden, Beckenbeschwerden oder Ejakulations- oder Erektionsschwierigkeiten
ein anerkanntes zugrunde liegendes medizinisches Problem wie PCOS, Endometriose oder Varikozele haben, das die Fruchtbarkeit beeinträchtigen kann.
Sind Sie besorgt über Ihr Alter und möchten über Möglichkeiten zur Erhaltung Ihrer Fruchtbarkeit sprechen?
Hatte viele Fehlgeburten und muss weiter untersucht werden.

Vorteile der Inanspruchnahme professioneller Unterstützung:

Eine frühzeitige Erkennung und Behandlung kann die Wahrscheinlichkeit einer erfolgreichen Schwangerschaft erheblich erhöhen, indem alle zugrunde liegenden Ursachen der Unfruchtbarkeit angegangen werden.

Maßgeschneiderte Beratung: Ein medizinischer Experte mit Schwerpunkt auf Fruchtbarkeit kann Ihre individuellen Umstände beurteilen, geeignete Untersuchungen und Therapien vorschlagen und auf alle Fragen und Sorgen eingehen, die Sie haben.

Unterstützung auf emotionaler Ebene: Der Umgang mit Schwierigkeiten im Zusammenhang mit Unfruchtbarkeit kann emotional belastend sein. Ein medizinischer Experte kann Ihnen helfen und Sie mit Diensten in Verbindung bringen, die Sie bei der Bewältigung der psychologischen Auswirkungen der Unfruchtbarkeit unterstützen.

Technologien für die assistierte Reproduktion (ART):

ART ist die Bezeichnung für eine Reihe medizinischer Behandlungen, die Paaren dabei helfen sollen, schwanger zu werden. Ihr Arzt sollte diese Möglichkeiten unter Berücksichtigung Ihrer individuellen Anforderungen und Umstände mit Ihnen besprechen. Einige typische ART-Techniken bestehen aus:

Bei der intrauterinen Insemination (IUI) werden die Spermien konzentriert und gereinigt, bevor sie direkt in die Gebärmutter eingesetzt werden.

Bei einer als In-vitro-Fertilisation (IVF) bekannten Technik werden Eizellen aus den Eierstöcken entnommen, in einem Labor mit Spermien befruchtet und die resultierenden Embryonen in die Gebärmutter eingesetzt.

Intrazytoplasmatische Spermieninjektion (ICSI): Zur Befruchtung einer Eizelle wird ein einzelnes Spermium direkt in die Zelle injiziert.

Bei der Leihmutterschaft wird eine andere Frau schwanger und bringt im Namen der Wunscheltern ein Kind zur Welt.

Wichtige Punkte, die Sie beachten sollten:

ART-Behandlungen können kostspielig sein und werden von einigen Versicherungen möglicherweise nicht abgedeckt. Sprechen Sie mit Ihrem Arzt über die finanziellen Konsequenzen und prüfen Sie mögliche finanzielle Hilfsalternativen.

ART-Behandlungen können körperlich und psychisch belastend sein. Bevor Sie eine Entscheidung treffen, ist es wichtig, den Ablauf, etwaige Gefahren und die emotionalen Auswirkungen zu verstehen.

Die Erfolgsraten können aufgrund einer Reihe von Variablen variieren. Daher ist es wichtig, vernünftige Erwartungen zu setzen und gegenüber Ihrem Arzt ehrlich darüber zu sein.

Abrufen:

Es ist wichtig, Reproduktionsschwierigkeiten anzugehen und Ihre Alternativen so schnell wie möglich durch Rücksprache mit einem Spezialisten zu prüfen.

Wenn es um die Fruchtbarkeitstherapie geht, gibt es keine Patentlösung, die für alle passt. Die optimale Vorgehensweise hängt von Ihren individuellen Anforderungen und Umständen ab.

Während Ihrer Fortpflanzungsreise ist es wichtig, einen offenen Kontakt zu Ihrem Arzt aufrechtzuerhalten und offene Gespräche über Ihre Hoffnungen und Sorgen zu führen.

Sie können verschiedene Wege erkunden, um Ihre Familienbildungsziele zu erreichen und die Feinheiten reproduktiver Probleme zu bewältigen, indem Sie proaktiv die Hilfe von Experten in Anspruch nehmen, sich Ihrer Alternativen bewusst sind und fundierte Entscheidungen treffen.

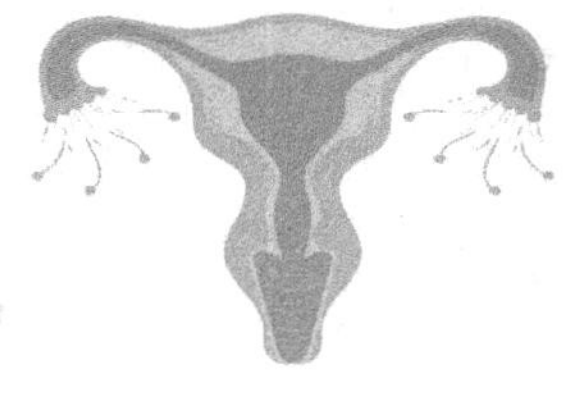

Kapitel 7

Ernährung für Ihre Schwangerschaft: Optimale Ernährung

Herzliche Grüße zur bevorstehenden Geburt! Um das Wachstum Ihres Babys und Ihres eigenen in dieser aufregenden und transformierenden Zeit zu unterstützen, ist die richtige Ernährung unerlässlich. Folgendes sollten Sie beachten, um Ihre Schwangerschaft zu nähren:

Erstellen einer ausgewogenen Ernährung:

Geben Sie Obst, Gemüse, Vollkornprodukten, mageren Proteinquellen und gesunden Fetten den Vorrang, wenn Sie ganze, unverarbeitete Mahlzeiten zu sich nehmen. Diese Lebensmittel liefern lebenswichtige Nährstoffe,

Ballaststoffe, Vitamine und Mineralien, die während der Schwangerschaft benötigt werden.

Sorgen Sie für Vielfalt: Um eine große Vielfalt an Nährstoffen zu gewährleisten, versuchen Sie, eine Vielfalt an Obst und Gemüse in Ihre Ernährung aufzunehmen, sowohl hinsichtlich der Farbe als auch der Art.

Wählen Sie Quellen für mageres Protein: Wenn Sie Protein für die Gewebeentwicklung und -reparatur benötigen, wählen Sie mageres Fleisch, Geflügel, Fisch, Eier, Bohnen, Linsen und Tofu.

Fügen Sie einige gute Fette hinzu: Fügen Sie Ihren Anteil an herzgesunden Fetten aus Nüssen, Samen, Avocados und Olivenöl hinzu. Sowohl die allgemeine Gesundheit als auch die Entwicklung des embryonalen Gehirns hängen von diesen Lipiden ab.

Bleiben Sie hydriert: Um zahlreiche Körperprozesse aufrechtzuerhalten und hydratisiert zu bleiben, trinken Sie den ganzen Tag über viel Wasser.

Entscheidende Elemente für ein heranwachsendes Baby:

Folsäure: Unentbehrlich, um heranwachsende Babys vor Neuralrohranomalien zu schützen. Versuchen Sie vor der Schwangerschaft und während der gesamten Schwangerschaft, täglich 400 Mikrogramm zu sich zu nehmen.

Eisen: Fördert die Synthese roter Blutkörperchen und schützt vor Anämie. Fügen Sie Ihrer Ernährung Lebensmittel mit hohem Eisengehalt hinzu, wie z. B.

dunkles Blattgemüse, Bohnen, Linsen und mageres Fleisch.

Kalzium: Ein notwendiger Mineralstoff für die gesunden Zähne und Knochen Ihres Babys und Ihrer eigenen. Essen Sie mit Kalzium, Blattgemüse und Milchprodukten angereicherte Mahlzeiten.

Vitamin D: Fördert das Knochenwachstum und hilft dem Körper, Kalzium aufzunehmen. Versuchen Sie, sich der Sonne auszusetzen und essen Sie Lebensmittel mit hohem Vitamin-D-Gehalt, wie Eier und fetten Fisch.

Die Entwicklung des embryonalen Gehirns hängt stark von Cholin ab. Leber, Eier und einige Nüsse sind reichhaltige Cholinquellen.

Zusätzlicher Hinweis:

Begrenzen Sie zuckerhaltige Getränke, verarbeitete Mahlzeiten und schädliche Fette: Diese Lebensmittel können zu einer unbeabsichtigten Gewichtszunahme führen und haben nur geringe ernährungsphysiologische Vorteile.

Überprüfen Sie die Lebensmitteletiketten: Achten Sie auf die Portionsgrößen und wählen Sie Alternativen mit weniger Zucker- und Salzzusatz.

Essen Sie bewusst: Genießen Sie Ihre Mahlzeit, essen Sie langsam und achten Sie auf die Hunger- und Sättigungssignale Ihres Körpers.

Kochen Sie häufiger zu Hause: So können Sie gesündere Mahlzeiten auswählen und behalten die Kontrolle über die Komponenten.

Verpassen Sie keine Mahlzeit: Um Ihr Energieniveau aufrechtzuerhalten und Heißhungerattacken zu vermeiden, versuchen Sie, über den Tag verteilt regelmäßig Mahlzeiten und Snacks zu sich zu nehmen.

Auf der Suche nach Expertenrat:

Sprechen Sie mit einem ausgebildeten Ernährungsberater; Sie können während der Schwangerschaft ein individuelles Menü zusammenstellen, das auf Ihre individuellen Anforderungen und Vorlieben zugeschnitten ist.

Konsultieren Sie Ihren Arzt: Sprechen Sie mit jemandem über Ihre Ernährungsfragen oder Bedenken, insbesondere wenn Ihnen zugrunde liegende medizinische Probleme vorliegen.

Abrufen:

Um Ihre Schwangerschaft zu nähren, anstatt sich strikt an eine Diät zu halten, müssen Sie durchdachte Entscheidungen treffen, die die bestmögliche Gesundheit für Sie und Ihr ungeborenes Kind unterstützen.

Achten Sie auf Ihren Körper und seine Anforderungen und scheuen Sie sich nicht, sich von Experten individuell beraten und unterstützen zu lassen.

Genießen Sie diesen einzigartigen Moment und begrüßen Sie den Weg, für Ihre wachsende Familie zu sorgen!

Gesundheit für Mama und Baby

Ernährungsaspekte während der Schwangerschaft

Schwangerschaftsbedingte Ernährungsprobleme: Energie für Sie und Ihr ungeborenes Kind
Herzliche Grüße zur bevorstehenden Geburt! In dieser Zeit benötigen Sie und Ihr Baby neben der Erhaltung Ihrer eigenen Gesundheit auch die Grundbausteine einer richtigen Ernährung. Im Folgenden sind einige wichtige Ernährungsfaktoren aufgeführt, die Sie beachten sollten:

Zusammenbau einer Gleichgewichtsplatte:

Geben Sie Obst, Gemüse, Vollkornprodukten, mageren Proteinquellen und gesunden Fetten den Vorrang, wenn Sie ganze, unverarbeitete Mahlzeiten zu sich nehmen. Diese Lebensmittel liefern lebenswichtige Nährstoffe, Ballaststoffe, Vitamine und Mineralien, die während der Schwangerschaft benötigt werden.
Abwechslung ist wichtig. Um eine große Vielfalt an Nährstoffen zu gewährleisten, versuchen Sie, eine Vielfalt

an Obst und Gemüse in Ihre Ernährung aufzunehmen, sowohl hinsichtlich der Farbe als auch der Art.

Optionen für mageres Protein: Wenn Sie Protein für die Gewebeentwicklung und -reparatur benötigen, wählen Sie mageres Fleisch, Geflügel, Fisch, Eier, Bohnen, Linsen und Tofu.

Gesunde Fette: Nehmen Sie Fette unter anderem aus Nüssen, Samen, Avocados und Olivenöl zu sich. Sowohl die allgemeine Gesundheit als auch die Entwicklung des embryonalen Gehirns hängen von diesen Lipiden ab.

Bleiben Sie hydriert: Um zahlreiche Körperprozesse aufrechtzuerhalten und hydratisiert zu bleiben, trinken Sie den ganzen Tag über viel Wasser.

Entscheidende Elemente für ein heranwachsendes Baby:

Folsäure: Unentbehrlich, um heranwachsende Babys vor Neuralrohranomalien zu schützen. Versuchen Sie vor der Schwangerschaft und während der gesamten Schwangerschaft, täglich 400 Mikrogramm zu sich zu nehmen.

Eisen: Fördert die Synthese roter Blutkörperchen und schützt vor Anämie. Fügen Sie Ihrer Ernährung Lebensmittel mit hohem Eisengehalt hinzu, wie z. B. dunkles Blattgemüse, Bohnen, Linsen und mageres Fleisch.

Kalzium: Ein notwendiger Mineralstoff für die gesunden Zähne und Knochen Ihres Babys und Ihrer eigenen. Essen

Sie mit Kalzium, Blattgemüse und Milchprodukten angereicherte Mahlzeiten.

Vitamin D: Fördert das Knochenwachstum und hilft dem Körper, Kalzium aufzunehmen. Versuchen Sie, sich der Sonne auszusetzen und essen Sie Lebensmittel mit hohem Vitamin-D-Gehalt, wie Eier und fetten Fisch.

Die Entwicklung des embryonalen Gehirns hängt stark von Cholin ab. Leber, Eier und einige Nüsse sind reichhaltige Cholinquellen.

Zusätzlicher Hinweis:

Begrenzen Sie zuckerhaltige Getränke, verarbeitete Mahlzeiten und schädliche Fette: Diese Lebensmittel können zu einer unbeabsichtigten Gewichtszunahme führen und haben nur geringe ernährungsphysiologische Vorteile.

Überprüfen Sie die Lebensmitteletiketten: Achten Sie auf die Portionsgrößen und wählen Sie Alternativen mit weniger Zucker- und Salzzusatz.

Essen Sie bewusst: Genießen Sie Ihre Mahlzeit, essen Sie langsam und achten Sie auf die Hunger- und Sättigungssignale Ihres Körpers.

Kochen Sie häufiger zu Hause: So können Sie gesündere Mahlzeiten auswählen und behalten die Kontrolle über die Komponenten.

Verpassen Sie keine Mahlzeit: Um Ihr Energieniveau aufrechtzuerhalten und Heißhungerattacken zu vermeiden, versuchen Sie, über den Tag verteilt regelmäßig Mahlzeiten und Snacks zu sich zu nehmen.

Auf der Suche nach Expertenrat:

Sprechen Sie mit einem ausgebildeten Ernährungsberater; Sie können während der Schwangerschaft ein individuelles Menü zusammenstellen, das auf Ihre individuellen Anforderungen und Vorlieben zugeschnitten ist.

Konsultieren Sie Ihren Arzt: Sprechen Sie mit jemandem über Ihre Ernährungsfragen oder Bedenken, insbesondere wenn Ihnen zugrunde liegende medizinische Probleme vorliegen.

Abrufen:

Um Ihre Schwangerschaft zu nähren, anstatt sich strikt an eine Diät zu halten, müssen Sie durchdachte Entscheidungen treffen, die die bestmögliche Gesundheit für Sie und Ihr ungeborenes Kind unterstützen.

Achten Sie auf Ihren Körper und seine Anforderungen und scheuen Sie sich nicht, sich von Experten individuell beraten und unterstützen zu lassen.

Genießen Sie diesen einzigartigen Moment und begrüßen Sie den Weg, für Ihre wachsende Familie zu sorgen!

Zusätzliche Dinge, über die Sie nachdenken sollten:

Während der Schwangerschaft kommt es häufig zu Nahrungsmittelabneigungen und -wünschen. Während es wichtig ist, auf die Signale Ihres Körpers zu achten, versuchen Sie, gesündere Alternativen für Mahlzeiten zu finden, die Sie verabscheuen, um Ihren Drang zu stillen, anstatt ganz darauf zu verzichten.

Morgenübelkeit: Bei Übelkeit und Erbrechen kann es schwierig sein, etwas zu essen. Wählen Sie milde, leicht verdauliche Lebensmittel, essen Sie kleinere, häufigere Mahlzeiten und bleiben Sie mit kleinen Schlucken Wasser oder Ingwertee ausreichend hydriert.

Ergänzungen: Es wird empfohlen, pränatale Vitamine einzunehmen, um etwaige Ernährungsdefizite auszugleichen und sicherzustellen, dass Sie ausreichend Nährstoffe erhalten, die Ihr ungeborenes Kind zum Wachsen benötigt. Informieren Sie sich bei Ihrem Arzt darüber, welches Schwangerschaftsvitamin für Sie am besten geeignet ist.

Sie können sicherstellen, dass Sie Ihrem ungeborenen Kind den bestmöglichen Ernährungsstart ins Leben ermöglichen, indem Sie diese Empfehlungen befolgen und bei Bedarf fachkundigen Rat einholen.

Wichtige vorgeburtliche Vitamine und Mineralien

Eine gesunde Schwangerschaft hängt von vorgeburtlichen Vitaminen und Mineralstoffen ab. Sie versorgen Sie und

Ihr Kind mit der Nahrung, die es zum Wachsen und Entwickeln braucht. Dies sind einige der wichtigsten Vitamine und Mineralstoffe für werdende Mütter:

Folsäure: Dieses B-Vitamin hilft bei der Vorbeugung von Neuralrohranomalien wie Spina bifida. Versuchen Sie vor der Schwangerschaft und während der gesamten Schwangerschaft, täglich 400 Mikrogramm zu sich zu nehmen.
Bild des pränatalen Vitamins FolsäureFunktionen als neues Fenster
amazon.com
Pränataler Nährstoff Folsäure
Eisen: Eisen unterstützt den Sauerstofftransport zu Ihrem Körper und Ihrem Fötus. Da Ihr Blutvolumen während der Schwangerschaft ansteigt, ist dies sehr wichtig. Versuchen Sie, jeden Tag 27 mg zu sich zu nehmen.
Eine Illustration des eisenhaltigen vorgeburtlichen VitaminsFunktionen als neues Fenster
amazon.com
eisenhaltiges pränatales Vitamin
Kalzium: Die gesunden Knochen und Zähne Ihres ungeborenen Kindes sind auf Kalzium angewiesen. Versuchen Sie, jeden Tag 1.000 mg zu sich zu nehmen.
Eine Illustration des vorgeburtlichen Vitamins CalciumFunktionen als neues Fenster
amazon.com
Vitamin pränatales Kalzium

Vitamin D: Vitamin D unterstützt die Kalziumaufnahme des Körpers. Versuchen Sie jeden Tag, 600 Internationale Einheiten (IE) zu erreichen.

Eine Illustration eines pränatalen Vitamin DFunktionen als neues Fenster

www.americanpregnancy.org

Vorgeburtliches Vitamin D

Cholin: Die Entwicklung des embryonalen Gehirns hängt von Cholin ab. Versuchen Sie, jeden Tag 450 mg zu sich zu nehmen.

Bild des pränatalen Vitamins CholinFunktionen als neues Fenster

amazon.com

Pränatales Vitamin Cholin

Jod: Jod ist für die Entwicklung des fetalen Gehirns und der Schilddrüsenfunktion notwendig. 150 Mikrogramm pro Tag sind das Ziel.

Bild des pränatalen Vitamin JodFunktionen als neues Fenster

amazon.com

Vorgeburtliches Vitamin Jod

Weitere wichtige Nährstoffe, die Sie während der Schwangerschaft berücksichtigen sollten, sind:

Vitamin B6: Hilft bei der Verringerung schwangerschaftsbedingter Übelkeit und Erbrechen.

Vitamin B12: Unentbehrlich für die Aktivität von Neuronen und roten Blutkörperchen.

Vitamin C: Hilft bei der Kollagensynthese und der Unterstützung des Immunsystems.
Zink: Unentbehrlich für die Zellentwicklung und Wundheilung.
Es ist wichtig, dass Sie mit Ihrem Arzt besprechen, welches pränatale Vitamin für Sie am besten geeignet ist. Darüber hinaus schlagen sie möglicherweise zusätzliche Nahrungsergänzungsmittel vor, darunter DHA, eine Omega-3-Fettsäure, die für das Gehirnwachstum von entscheidender Bedeutung ist.

Hier noch einige Hinweise zur Vitamineinnahme in der Schwangerschaft:

Nehmen Sie Mahlzeiten ein, während Sie Ihr pränatales Vitamin einnehmen, um die Absorption zu verbessern.
Fragen Sie Ihren Arzt nach einem flüssigen oder kaubaren Vitaminpräparat für die Schwangerschaft, wenn Sie Probleme beim Schlucken von Tabletten haben.
Nehmen Sie vor der Geburt nicht mehr Vitamine ein als verschrieben.
Durch die vorgeburtliche Einnahme von Vitaminen und Mineralstoffen können Sie zu einer gesunden Schwangerschaft für Sie und Ihr ungeborenes Kind beitragen.

Bewältigung häufiger Schwangerschaftsbeschwerden durch Nahrung

Auch wenn Sie nicht alle Schwangerschaftsbeschwerden vollständig vermeiden können, können Sie bestimmte typische Symptome durch bestimmte Lebensmittelauswahl kontrollieren:

Erbrechen und Übelkeit (morgendliche Übelkeit):

Essen Sie öfter und in kleineren Portionen; Vermeiden Sie schwere Mahlzeiten, die Ihren Magen belasten könnten.
Wählen Sie einfache, leicht verdauliche Lebensmittel: Wählen Sie Toast, Cracker, trockenes Müsli, Äpfel oder Bananen und Naturjoghurt.
Bleiben Sie hydriert: Um einer Dehydrierung vorzubeugen, trinken Sie über den Tag verteilt viel Wasser, Ingwertee oder klare Brühen.
Vermeiden Sie Auslöser: Finden Sie heraus, welche Lebensmittel, wie zum Beispiel fettige, scharfe oder stark riechende Mahlzeiten, bei Ihnen ein schlechteres Gefühl hervorrufen und meiden Sie diese.
Durchfall und Sodbrennen:

Verzehren Sie es häufiger und in kleineren Portionen, um die Verdauung zu erleichtern und Ihren Magen zu entlasten.

Vermeiden Sie auslösende Lebensmittel: Erkennen Sie Lebensmittel, die Sodbrennen verschlimmern, wie z. B. frittierte, scharfe, saure oder fettige Lebensmittel, und halten Sie sich von ihnen fern.

Kauen Sie Ihr Essen gut und sanft, um eine bessere Verdauung zu fördern. Lufteinlass kann Sodbrennen verschlimmern.

Heben Sie beim Schlafen den Kopf, um zu verhindern, dass Magensäure in die Speiseröhre zurückfließt. Sie können auch mehr Kissen oder eine geneigte Schlafposition verwenden.

Verstopfung:

Essen Sie mehr Obst, Gemüse und Vollkornprodukte, um Ihren Ballaststoffverbrauch zu erhöhen. Diese Lebensmittel sind reich an Ballaststoffen und fördern die Regelmäßigkeit.

Trinken Sie viel Wasser: Wenn Sie genügend Wasser zu sich nehmen, wird der Kot weicher und beugt Verstopfung vor.

Pflaumen oder Pflaumensaft sind natürliche Abführmittel, die bei der Linderung von Verstopfung helfen können.

Bleiben Sie aktiv: Regelmäßige Bewegung kann dazu beitragen, Ihr Verdauungssystem anzuregen.

Müde:

Wählen Sie komplexe Kohlenhydrate für eine längere Energiefreisetzung, wie z. B. Vollkornprodukte, Obst und Gemüse.

Jede Mahlzeit sollte Eiweiß enthalten, da es zur Kontrolle des Blutzuckerspiegels beiträgt und das Sättigungsgefühl verlängert.

Achten Sie auf eine ausreichende Flüssigkeitszufuhr, da Dehydrierung die Müdigkeit verstärken kann. Wasser ist den ganzen Tag über Ihr bestes Getränk.

Gönnen Sie sich ausreichend Ruhe; Versuchen Sie, jede Nacht sieben bis acht Stunden gut zu schlafen.

Heißhunger und Abneigung gegen Essen:

Beobachten Sie die Signale Ihres Körpers: Es ist wichtig, dass Sie sich keine Mahlzeiten gänzlich verweigern, die Sie verabscheuen, aber Sie sollten sich nicht unter Druck gesetzt fühlen, zu sehr ungesunden Impulsen nachzugeben.

Suchen Sie nach gesünderen Optionen: Wenn Sie eine Vorliebe für Naschkatzen haben, greifen Sie zu dunkler Schokolade, Obst oder Joghurt mit Honiggeschmack. Probieren Sie luftgepopptes Popcorn oder ungesalzene Mandeln, um Ihren Salzbedarf zu decken.

Priorisieren Sie eine ausgewogene Ernährung: Um Ihren gesamten Nährstoffbedarf zu decken, stellen Sie sicher, dass Sie eine Reihe nährstoffreicher Mahlzeiten zu sich nehmen.

Abrufen:

Dies sind nur Vorschläge; Die Reaktion jeder Person kann unterschiedlich sein.

Wenn Sie schwanger sind und Ernährungsempfehlungen und Ratschläge benötigen, die Ihren Anforderungen und Vorlieben entsprechen, sprechen Sie mit Ihrem Arzt oder einem qualifizierten Ernährungsberater.

Eine gute Ernährung ist zwar wichtig für die Kontrolle von Beschwerden, reicht aber möglicherweise nicht aus, um sie vollständig zu beseitigen.

Durch bewusstes Essen und die Hilfe eines Fachmanns bei Bedarf können Sie typische Schwangerschaftsbeschwerden in den Griff bekommen und die allgemeine Gesundheit während der gesamten Reise unterstützen.

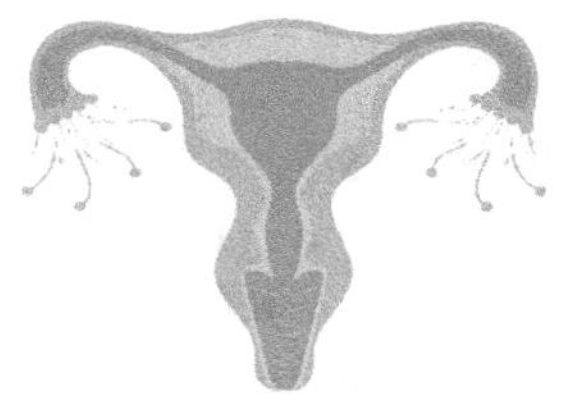

Kapitel 8

Über die Schwangerschaft hinaus: Ernährung Ihrer Familie für lebenslange Gesundheit

Die frühzeitige Einführung guter Ernährungspraktiken legt den Grundstein für langfristiges Wohlbefinden. Hier sind einige wichtige Dinge, die Sie beachten sollten, wenn Sie sich darauf vorbereiten, Eltern zu werden und Ihre Familie zu gründen:

Schaffung von Wohlfühlroutinen für alle:

Machen Sie Kinder mit einer breiten Palette an Lebensmitteln vertraut: Sorgen Sie schon in jungen Jahren für eine abwechslungsreiche Auswahl an Obst, Gemüse, Vollkornprodukten, mageren Proteinquellen und gesunden

Fetten. Dies regt Kinder dazu an, verschiedene Geschmacksrichtungen und Texturen auszuprobieren und hilft ihnen, ihren Gaumen zu entwickeln.

Geben Sie anderen ein Beispiel, dem sie folgen können: Kinder lernen Wissen, indem sie ihre Eltern sehen. Wenn es möglich ist, beziehen Sie Kinder in die Essensplanung und den Lebensmitteleinkauf ein und treffen Sie selbst gesunde Entscheidungen.

Schenken Sie Familienessen mehr Aufmerksamkeit: Das gemeinsame Essen als Familie stärkt die Bindung, fördert die Kommunikation und gibt Ihnen die Möglichkeit, ein Vorbild für gute Essgewohnheiten zu sein.

Begrenzen Sie zuckerhaltige Getränke, verarbeitete Mahlzeiten und schädliche Fette: Diese haben einen geringen Nährwert und können mit der Zeit zu schädlichen Essgewohnheiten führen.

Erleichtern Sie den Verzehr gesunder Snacks: Um Hunger zwischen den Mahlzeiten vorzubeugen, sollten Sie sich mit leicht zugänglichen Lebensmitteln wie Vollkorncrackern, Mandeln, Obst und Gemüse eindecken.

Lesen Sie gemeinsam die Lebensmitteletiketten: Um Kindern dabei zu helfen, kluge Entscheidungen zu treffen, betonen Sie den Wert der Zutaten und Portionsmengen.

Betreuung verschiedener Altersgruppen:

Geben Sie Ihrem Säugling oder Kleinkind im ersten Jahr nur Muttermilch oder Milchnahrung. Führen Sie dann nach und nach feste, altersgerechte Mahlzeiten ein.

Servieren Sie zuerst püriertes Fleisch, weich gekochtes Getreide sowie püriertes Obst und Gemüse.

Vorschulkinder: Geben Sie Aufsicht, fördern Sie aber auch Freiheit und Entdeckung. Präsentieren Sie kleine Portionen Fingerfood und lassen Sie die Kinder eine gesunde Auswahl treffen.

Kinder in der Schule: Geben Sie ihnen gesunde Lunchboxen und lassen Sie sie bei der Organisation der Mahlzeiten helfen. Fördern Sie die Beteiligung an Aktivitäten im Zusammenhang mit der altersgerechten Essenszubereitung.

Jugendliche: Sprechen Sie über eigene Vorlieben und wachsende Unabhängigkeit. Fördern Sie gesunde Entscheidungen durch Transparenz und Beratung.

Zusätzlicher Hinweis:

Lassen Sie Ihrer Fantasie beim Zubereiten von Mahlzeiten freien Lauf: Machen Sie gesundes Essen zu einem angenehmen und ästhetischen Erlebnis, insbesondere für kleine Kinder.

Beteiligen Sie Kinder an der Gartenarbeit oder besuchen Sie Bauernmärkte, um ihnen dabei zu helfen, Respekt für gesunde Ernährung zu entwickeln und eine Verbindung zur Quelle ihrer Lebensmittel herzustellen.

Respektieren Sie Belohnungen, die nichts mit Lebensmitteln zu tun haben: Halten Sie Lebensmittel sowohl bei Belohnungen als auch bei Bestrafungen fern.

Fördern Sie gesundheitsförderndes Verhalten, indem Sie es belohnen und loben.

Lassen Sie sich von Experten beraten: Für individuelle Beratung bei der Entwicklung eines umfassenden und familienfreundlichen Ernährungsplans sprechen Sie mit einem registrierten Ernährungsberater.

Abrufen:

Die Entwicklung einer gesunden Ernährung ist eher ein Prozess als ein Endziel. Seien Sie dabei beharrlich, geduldig und wertschätzend für Ihre Erfolge.

Da jede Familie einzigartig ist, gibt es keine einheitliche Strategie, die für alle funktioniert. Passen Sie diese Vorschläge an Ihre eigenen Anforderungen und Geschmäcker an.

Die Schaffung einer nährenden und fröhlichen Atmosphäre rund ums Essen ist wichtig, um eine dauerhafte, gesunde Verbindung zum Essen für die ganze Familie aufzubauen.

Die frühzeitige Einführung gesunder Ernährungspraktiken und ein gutes Beispiel können Ihrer Familie helfen, fundierte Entscheidungen zu treffen und einen auf das Wohlbefinden ausgerichteten Lebensstil anzunehmen.

Etablieren Sie gesunde Essgewohnheiten für Ihr Kind

Für die langfristige körperliche und geistige Gesundheit Ihres Kindes ist es wichtig, ihm die richtigen Ernährungsgewohnheiten beizubringen. Im Folgenden sind einige wesentliche Taktiken aufgeführt, um dies zu erreichen:

Frühzeitige Entdeckung und Aufdeckung:

Beginnen Sie früh: Beginnen Sie etwa im sechsten Monat mit der Einführung fester Mahlzeiten, während Sie noch stillen oder Milchnahrung verwenden.
Sorgen Sie für eine Vielfalt an Geschmacksrichtungen und Texturen: Machen Sie Ihr Kind schon in jungen Jahren mit einer Vielzahl von Obst, Gemüse, nahrhaftem Getreide und mageren Proteinquellen vertraut. Dies verhindert, dass sie zu wählerischen Essern werden und hilft ihnen, ihre Palette zu entwickeln.
Machen Sie es unterhaltsam und interessant: Ermutigen Sie sie zum Nachfragen, ohne sie unter Druck zu setzen, beziehen Sie sie in die Essenszubereitung ein und stellen Sie das Essen auf angenehme Weise zur Verfügung.
Optimale Umgebung für die Essenszeit:

Das gemeinsame Essen mit der Familie stärkt die Bindung, gibt Ihnen die Möglichkeit, ein Vorbild für gute Essgewohnheiten zu sein und sorgt für Diskussionsstoff.

Schaffen Sie eine ruhige und entspannte Umgebung, indem Sie die Technik vom Tisch entfernen und sich darauf konzentrieren, das Essen miteinander zu teilen.

Reduzieren Sie Ablenkungen von außen: Schalten Sie den Fernseher aus und erzwingen Sie beim Essen keine Disziplin.

Festlegung von Grenzen und Richtungen:

Bieten Sie Optionen in einem angemessenen Rahmen: Geben Sie Ihrem Kind die Wahl zwischen einigen gesunden Alternativen, damit es sich in der Lage fühlt, seine eigenen Entscheidungen zu treffen.

Achten Sie auf Ihr Sättigungsgefühl: Vermeiden Sie es, Ihre Kinder dazu zu drängen, alles aufzuessen, was ihnen auf dem Teller liegt. Geben Sie ihnen die Freiheit, den Hunger- und Sättigungssignalen ihres Körpers zu folgen.

Legen Sie Wert auf ermutigendes Feedback: Anstatt Abneigungen zu verurteilen, loben Sie sie dafür, dass sie neue Mahlzeiten probieren und gute Entscheidungen treffen.

Zugängliche, gesunde Entscheidungen treffen:

Füllen Sie Ihren Kühlschrank und Ihre Speisekammer mit gesunden Lebensmitteln: Sorgen Sie jederzeit für gesunde Mahlzeiten und Snacks.

Reduzieren Sie den Verzehr von verarbeiteten Lebensmitteln, zuckerhaltigen Getränken und ungesunden Fetten, da diese nur einen geringen Nährwert haben und zu schlechten Essgewohnheiten führen können.

Bereiten Sie im Voraus gesunde Snacks zu: Leicht zugängliche, vorgeschnittene Früchte, Gemüse und Vollkornalternativen helfen dabei, schädliche Heißhungerattacken zu reduzieren.

Lassen Sie Ihrer Fantasie bei der Zubereitung nahrhafter Mahlzeiten freien Lauf: Probieren Sie mehrere Rezepte aus, beziehen Sie Ihre Kinder in die Zubereitung ein und sorgen Sie auf verlockende Weise für gesundes Essen.

Zusätzlicher Hinweis:

Es erfordert Zeit und Arbeit, sich gute Gewohnheiten anzueignen. Seien Sie also beharrlich und geduldig. Bleiben Sie trotz Hindernissen optimistisch und bieten Sie weiterhin eine Reihe gesunder Optionen an.

Geben Sie anderen ein Beispiel, dem sie folgen können: Kinder lernen Wissen, indem sie ihre Eltern sehen. Treffen Sie gesunde Entscheidungen für sich selbst und zeigen Sie, dass Sie eine gute Einstellung zu gesunder Ernährung haben.

Holen Sie sich Expertenrat ein: Wenn Sie bei Schwierigkeiten individuelle Beratung und Unterstützung benötigen, wenden Sie sich an einen Arzt oder einen registrierten Ernährungsberater.

Abrufen:

Da jedes Kind einzigartig ist, gibt es keine allgemeingültige Methode. Nehmen Sie diese Anpassungen je nach Geschmack und Entwicklungsstand Ihres Kindes vor.
Die Schaffung einer konstruktiven und ermutigenden Atmosphäre rund ums Essen ist wichtig, damit Ihr Kind eine gesunde Verbindung zum Essen entwickeln kann.
Es ist möglich, Ihrem Kind zu ermöglichen, lebenslang gute Essgewohnheiten zu entwickeln, indem Sie geduldig und beharrlich sind und ein positives Beispiel geben.

Von Anfang an die Liebe für echtes Essen fördern

Wenn Sie bei Ihrem Kind schon früh eine Leidenschaft für echtes Essen entwickeln, legen Sie den Grundstein für eine positive Bindung zum Essen im Laufe seines Lebens. Im Folgenden sind einige wesentliche Taktiken aufgeführt, um dies zu erreichen:

Frühe Erfahrungen und günstige Verbindungen:

Beginnen Sie mit dem Stillen oder der Säuglingsnahrung: Dadurch wird eine feste Verbindung zwischen Eltern und Kind hergestellt und es werden lebenswichtige Nährstoffe zugeführt.

Führen Sie etwa sechs Monate lang feste Nahrung ein: Verwenden Sie Fingerfood, Kartoffelpüree und Pürees, um eine Reihe von Geschmacksrichtungen und Texturen bereitzustellen.

Gestalten Sie die Mahlzeiten angenehm und interessant: Schaffen Sie eine ruhige Atmosphäre, beziehen Sie Ihr Kind auf eine für sein Alter angemessene Weise ein und nutzen Sie unterhaltsame Präsentationen.

Legen Sie den Schwerpunkt auf Entdecken und Erkunden: Ermutigen Sie Ihr Kind, verschiedene Lebensmittel frei anzufassen, zu riechen und zu schmecken.

Mit gutem Beispiel voran:

Entwickeln Sie einen gesunden Lebensstil: Kinder lernen durch die Begegnung mit ihren Eltern etwas fürs Leben. Treffen Sie gesunde Entscheidungen, kochen Sie mit anderen und zeigen Sie Bewunderung für echtes Essen.

Reduzieren Sie den Verzehr von Fertiggerichten und zuckerhaltigen Getränken, da diese nur einen geringen Nährwert haben und Sie möglicherweise daran hindern, Lust auf echtes Essen zu entwickeln.

Machen Sie das Kochen zu Hause zur Priorität. Wann immer möglich, beginnen Sie bei Null und verwenden Sie ganze, frische Zutaten. Dies gibt Ihnen die Möglichkeit,

Zutaten auszuwählen und leckere, gesunde Mahlzeiten zuzubereiten.

Echtes Essen unterhaltsam und zugänglich machen:

Lassen Sie Ihrer Kreativität beim Kreieren Ihrer Gerichte freien Lauf. Probieren Sie verschiedene Geschmacksrichtungen, Texturen und Farben aus, um Ihren Kindern nahrhafte Mahlzeiten zu bieten, die unterhaltsam anzusehen sind.

Beteiligen Sie Ihre Kinder an der Küche: Zu den altersgerechten Aufgaben, die Eigenverantwortung und Beteiligung fördern, gehören das Waschen von Gemüse, das Vorbereiten des Tisches und das Rühren.

Besuchen Sie Gärten oder Bauernmärkte: Bringen Sie Ihrem Kind den Wert von saisonalem, frischem Gemüse bei und stellen Sie eine Verbindung zwischen diesem und der Quelle seiner Mahlzeiten her.

Feiern Sie die Küche, indem Sie etwas über andere Kulturen lernen: Bringen Sie Kindern die Vielfalt an Geschmacksrichtungen und Küchen näher, damit das Essen zu einem unterhaltsamen Bildungserlebnis wird.

Zusätzlicher Hinweis:

Es erfordert Zeit und Arbeit, sich gute Gewohnheiten anzueignen. Seien Sie also beharrlich und geduldig. Bleiben Sie trotz Hindernissen optimistisch und bieten Sie weiterhin eine Reihe gesunder Optionen an.

Legen Sie Wert auf ermutigendes Feedback: Anstatt über Abneigungen zu schimpfen, loben Sie Ihr Kind dafür, dass es verschiedene Mahlzeiten probiert und gesunde Entscheidungen trifft.

Sanfte Anleitung ist der beste Weg, mit heiklem Essen umzugehen. Zwingen Sie sie nicht zum Essen und nutzen Sie das Essen nicht als Belohnung oder Bestrafung. Bieten Sie Optionen innerhalb angemessener Grenzen und fördern Sie Nachforschungen ohne Zwang.

Holen Sie sich Expertenrat ein: Wenn Sie bei Schwierigkeiten individuelle Beratung und Hilfe benötigen, wenden Sie sich an einen Arzt oder einen registrierten Ernährungsberater.

Abrufen:

Da jedes Kind anders ist, wächst seine Verbindung zum Essen unterschiedlich schnell.

Um eine Leidenschaft für echtes Essen zu entwickeln, ist es wichtig, rund um das Essen eine einladende und fröhliche Atmosphäre zu schaffen.

Es ist möglich, Ihrem Kind zu ermöglichen, dauerhaft gute Essgewohnheiten zu entwickeln, indem Sie geduldig und beharrlich sind und ein positives Beispiel geben.

Durch den Einsatz dieser Techniken können Sie Ihrem Kind die Grundlage dafür bieten, echte Lebensmittel zu verstehen und zu schätzen, und so eine positive und dauerhafte Verbindung damit fördern.

Für die Erhaltung Ihrer eigenen Gesundheit und Ihres Wohlbefindens

Als Eltern ist es wichtig, sich um Ihre Gesundheit und Ihr Wohlbefinden zu kümmern, sowohl zu Ihrem persönlichen Nutzen als auch zu Ihrer Fähigkeit, Ihrem Kind die angemessene Betreuung zukommen zu lassen. Im Folgenden sind einige wichtige Taktiken aufgeführt, um Ihr Wohlbefinden zu erhalten und Selbstfürsorge hervorzuheben:

Körperliche Verfassung:

Sorgen Sie für eine ausgewogene Ernährung, indem Sie Ihren Körper mit Mahlzeiten aus allen Lebensmittelkategorien nähren. Dies gibt Ihnen die Energie und Ausdauer, die Sie brauchen, um den Anforderungen der Mutterschaft gerecht zu werden.
Machen Sie regelmäßige Bewegung zur Priorität: Machen Sie etwas Aktives, das Sie gerne tun, auch wenn es nur ein kurzer Spaziergang oder eine kleine Yoga-Übung ist. Versuchen Sie an den meisten Tagen der Woche, mindestens 30 Minuten lang mäßig intensives Training zu absolvieren.

Gönnen Sie sich ausreichend Ruhe; Versuchen Sie, jede Nacht sieben bis acht Stunden gut zu schlafen. Erstellen Sie ein beruhigendes nächtliches Ritual und halten Sie sich an einen regelmäßigen Schlafplan.

Planen Sie Routineuntersuchungen: Gehen Sie für Routineuntersuchungen zu Ihrem Arzt und kümmern Sie sich umgehend um gesundheitliche Probleme.

Emotionale und psychische Gesundheit:

Verwenden Sie Strategien zur Stressreduzierung: Diese Strategien, zu denen tiefes Atmen, Meditation und Achtsamkeitsübungen gehören, können Ihnen dabei helfen, Ihren Stress zu kontrollieren und das emotionale Gleichgewicht aufrechtzuerhalten.

Nehmen Sie sich Zeit zum Entspannen: Planen Sie Zeit für Ihre Lieblingsbeschäftigungen wie Lesen, Wandern oder Zeit mit Familie und Freunden ein.

Suchen Sie Hilfe: Wenn Sie emotionale Unterstützung oder Führung benötigen, scheuen Sie sich nicht, Ihren Ehepartner, Ihre Familie, Ihre Freunde oder einen Therapeuten zu fragen.

Setzen Sie Grenzen: Um sich nicht überlastet zu fühlen, lernen Sie, wann Sie „Nein" sagen und Aufgaben anderen übertragen sollten.

Zusätzlicher Hinweis:

Scheuen Sie sich nie, Ihren Lebensgefährten, Ihre Familie oder Freunde um Hilfe bei Besorgungen, Kinderbetreuung oder häuslichen Pflichten zu bitten.

Stellen Sie eine Verbindung zu anderen Eltern her: Bauen Sie ein Netzwerk zur Unterstützung mit anderen Eltern auf, die mit den Schwierigkeiten und Belohnungen der Elternschaft vertraut sind.

Würdigen Sie bescheidene Erfolge: Nehmen Sie sich etwas Zeit, um Ihre Erfolge zu feiern und sich an die schönen Zeiten als Eltern zu erinnern.

Suchen Sie professionelle Hilfe: Scheuen Sie sich nicht, einen Therapeuten oder Berater aufzusuchen, wenn Sie unter anhaltendem Stress, Angstzuständen oder Depressionen leiden.

Abrufen:

Es ist nicht egoistisch, die Gesundheit an die erste Stelle zu setzen; Dies ist notwendig, um ein präsenter und gesunder Elternteil zu sein.

Wenn Sie auf sich selbst aufpassen, können Sie Ihr Kind besser betreuen und ein glückliches, fürsorgliches Zuhause schaffen.

Eine einheitliche Strategie zur Selbstfürsorge gibt es nicht. Probieren Sie verschiedene Dinge aus, bis Sie herausgefunden haben, was Ihre emotionale, geistige und körperliche Gesundheit am besten erhält.

Indem Sie diese Techniken anwenden und Selbstfürsorge zu einer Priorität machen, können Sie sich um Ihre eigene

Gesundheit kümmern und eine unterstützende Atmosphäre schaffen, in der Sie und Ihr Kind sich entfalten können.

Fruchtbarkeit echtes Essen

Pflegen Sie auf Ihrer Fruchtbarkeitsreise eine positive Beziehung zur Ernährung und zum Körperbild

Schwierigkeiten bei der Fruchtbarkeit können manchmal mit komplizierten Gefühlen im Zusammenhang mit Essen und Körperbild verbunden sein. Es ist wichtig zu bedenken, dass eine gesunde Beziehung zur Ernährung und zu Ihrem Körper auf dieser Reise von großer Bedeutung sein kann und dass Ihr Wert nicht von Ihrer Fähigkeit zur Empfängnis abhängt.

Das Thema wechseln:

Von „Diät" zu „Ernährung": Betrachten Sie Lebensmittel als Nahrungsquelle, die Ihren Körper und Geist stärkt, anstatt sich auf Gewichtsreduzierung oder restriktive Diäten zu konzentrieren. Nehmen Sie eine ausgewogene Strategie an, die auf vollwertigen, unverarbeiteten Lebensmitteln basiert.

Von „Fehlern" zu „Stärken": Erkennen und wertschätzen Sie die besonderen Kräfte und Talente Ihres Körpers. Würdigen Sie seine Hartnäckigkeit und das erstaunliche Potenzial, das es hat.

Übergang von „Kontrolle" zu „Akzeptanz": Erkennen Sie, dass alles außerhalb Ihrer Kontrolle liegt, auch wie Ihre Fortpflanzungsreise verläuft. Achten Sie auf die Dinge, die Sie bewältigen können, z. B. Ihre Entscheidungen, Ihre Einstellung und Ihre Selbstpflegeroutinen.

In Selbstmitgefühl wachsen

Essen Sie achtsam, indem Sie auf die Hungersignale Ihres Körpers achten und aufhören, wenn Sie satt, aber nicht zu viel gegessen haben. Vermeiden Sie negative Selbstgespräche und emotionales Essen.

Identifizieren und bekämpfen Sie negative Vorstellungen, die Sie möglicherweise über Ihren Körper haben, indem Sie selbstmitfühlende Mantras und positive Affirmationen verwenden.

Achten Sie auf Körperneutralität: Vergleichen Sie Ihren Körper nicht mit anderen und streben Sie nicht nach einem perfekten Erscheinungsbild. Akzeptiere es stattdessen so, wie es ist.

Gesunde Routinen entwickeln:

Nehmen Sie sich mehr Zeit zum Kochen: Es ist ein durchdachtes, liebevolles Hobby, das Ihnen die Kontrolle über die Zutaten gibt.

Bewegen Sie Ihren Körper mit Freude, indem Sie unterhaltsame Aktivitäten ausüben, die die Bewegungsfreiheit und Fähigkeiten Ihres Körpers hervorheben, wie z. B. Tanzen, Schwimmen oder Gehen.

Knüpfen Sie Verbindungen zu anderen: Ermutigen Sie Menschen, die Wert auf Körperpositivität legen und Ihren spezifischen Weg anerkennen.

Suchen Sie professionelle Hilfe: Wenn Sie Probleme mit Essstörungen oder einem schlechten Körperbild haben, sollten Sie einen zertifizierten Ernährungsberater oder Therapeuten aufsuchen, der auf diese Bereiche spezialisiert ist.

Zusätzliche Quellen:

https://www.nationaleatingdisorders.org/ ist die Website der National Eating Disorders Association (NEDA).

Der positive Körper: https://thepositivebody.org/

Die Size, Diversity, and Health Association (ASDAH)

Denken Sie daran, dass die Entwicklung einer gesunden Beziehung zu Lebensmitteln und Ihrem Körperbild eher ein Prozess als ein Ziel ist. Üben Sie während Ihres Strebens nach einer Schwangerschaft Selbstfürsorge, erkennen Sie Ihre Erfolge an und haben Sie Geduld mit sich selbst. Unabhängig von Ihrem Körpertyp oder Ihrer Fruchtbarkeit verdienen Sie Liebe und Respekt.

Die Wirkung echter Nahrung auf die Fruchtbarkeit

Das wissenschaftliche Interesse an der Beziehung zwischen „richtiger Nahrung" und Fruchtbarkeit nimmt zu, da immer mehr Daten auf die möglichen Vorteile dieser Beziehung hinweisen. Obwohl es wichtig ist, im Hinterkopf zu behalten, dass keine einzelne Diät eine Empfängnis gewährleistet, kann die Einbeziehung nährstoffreicher Vollwertkost in Ihre Fruchtbarkeitsreise in vielen wichtigen Bereichen hilfreich sein:

Gleichgewicht der Hormone:

Insulinregulierung: Untersuchungen zeigen, dass zuckerhaltige Getränke und verarbeitete Kohlenhydrate die Insulinsensitivität beeinträchtigen können, was zu hormonellen Anomalien wie dem polyzystischen Ovarialsyndrom (PCOS) führen kann. Echte Nahrung mit hohem Ballaststoffgehalt und komplexen Kohlenhydraten kann zur Aufrechterhaltung eines normalen Hormonspiegels und zur Regulierung des Insulinspiegels beitragen.

Entzündung: Eine Reihe von Fortpflanzungsproblemen gehen mit einer chronischen Entzündung einher. Obst, Gemüse und Omega-3-Fettsäuren aus Fisch sind reich an entzündungshemmenden Elementen, die helfen können, Entzündungen zu lindern und die Qualität von Eizellen und Spermien zu verbessern.

Östrogenstoffwechsel: Untersuchungen zeigen, dass der Verzehr von mehr Phytoöstrogenen aus Pflanzen wie Leinsamen und Hülsenfrüchten dazu beitragen kann, den Östrogenspiegel von Frauen auszugleichen, was den Eisprung und die monatliche Regelmäßigkeit verbessern kann.

Spermien- und Eizellenqualität:

Antioxidantien: Vollgepackt mit Nährstoffen tragen Obst, Gemüse und Vollkorn dazu bei, Spermien und Eizellen vor Schäden durch freie Radikale zu schützen. Eine ausreichende Zufuhr essentieller Nährstoffe wie Zink, Vitamin E und C kann das Wachstum und die Form der Spermien sowie die Qualität und Beweglichkeit der Eizellen verbessern.

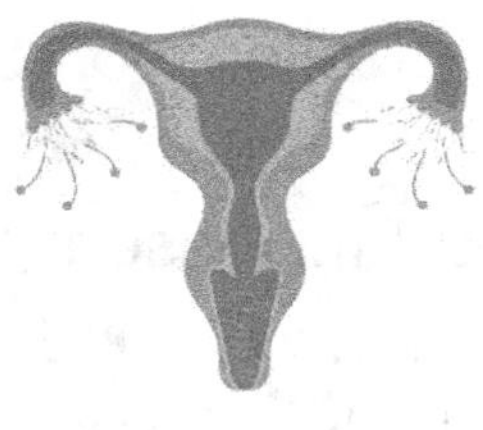

Abschluss

Die Kraft echter Nahrung: Ein fruchtbares Leben und darüber hinaus kultivieren

Echte, vollwertige Ernährung bietet eine solide Grundlage für maximale Gesundheit, Wohlbefinden und Fruchtbarkeit. Es ist nicht einfach eine Modeerscheinung. Eine abwechslungsreiche und nährstoffreiche Ernährung kann Ihnen dabei helfen, Ihren Körper während der Fortpflanzungszeit zu stärken, eine gesunde Schwangerschaft zu ermöglichen und ein Umfeld zu schaffen, das die Empfängnis begünstigt.

Echte Fruchtbarkeitsnahrung:

Vollkorn: Trägt zur Aufrechterhaltung des hormonellen Gleichgewichts bei, liefert langanhaltende Energie und fördert eine gesunde Spermien- und Eizellenentwicklung.
Buntes Obst und Gemüse ist reich an Antioxidantien, die oxidativem Stress vorbeugen und die reproduktive Gesundheit schützen.
Gute Fette: Sie verbessern die Eizellenqualität und die Spermiengesundheit und sind für die Hormonsynthese, die Zellgesundheit und die Nahrungsaufnahme notwendig.
Magere Proteinquellen: Fördern die Entwicklung des Fötus, bewahren die Muskelmasse während der Schwangerschaft und unterstützen das Gewebewachstum und die Reparatur.
Lebenswichtige Mineralien und Vitamine: spielen neben anderen biologischen Aktivitäten eine wichtige Rolle bei

der Kontrolle von Hormonen, der Gesundheit von Eizellen und Spermien sowie der Entwicklung des Fötus.

Vorteile des Verzehrs echter Lebensmittel:

Verbessert den Hormonhaushalt: Echte Lebensmittel versorgen Ihren Körper mit den lebenswichtigen Nährstoffen, die er für die Produktion und den Umgang mit Hormonen benötigt, wodurch die Atmosphäre für die Empfängnis günstiger wird.

Verbessert die Qualität von Eizellen und Spermien: Vollständige Mahlzeiten liefern die notwendigen Nährstoffe und Bausteine für eine gesunde Spermien- und Eizellenentwicklung, was die Wahrscheinlichkeit einer erfolgreichen Empfängnis erhöht.

Unterstützt eine gesunde Schwangerschaft: Der Verzehr von echter Nahrung während der Schwangerschaft versorgt Ihren Körper und Ihr heranwachsendes Baby mit den Nährstoffen, die sie benötigen, was sowohl die Gesundheit des Fötus als auch der Mutter fördert.

Verbessert die allgemeine Gesundheit: Wenn Sie echtem Essen Priorität einräumen, legen Sie den Grundstein für die allgemeine Gesundheit, was letztendlich sowohl Ihren Fortpflanzungsprozess als auch Ihr allgemeines Wohlbefinden verbessern wird.

Frühere Fruchtbarkeit:

Echte Nahrung hat viele Vorteile, die weit über die Fortpflanzung hinausgehen. Sie können: Eine positive

Verbindung zu Lebensmitteln aufbauen, indem Sie durchdachte Entscheidungen treffen und authentische Zutaten hervorheben.

Effektives Gewichtsmanagement: Der Verzehr echter Lebensmittel fördert das Sättigungsgefühl und hilft dabei, ein gesundes Gewicht zu halten, was sich beides positiv auf die allgemeine Gesundheit und Fruchtbarkeit auswirkt.
Steigern Sie Ihr Energieniveau: Vollständige, nährstoffreiche Mahlzeiten liefern Ihnen langanhaltende Energie, die Sie den ganzen Tag über in Schwung hält.
Reduzieren Sie das Risiko chronischer Krankheiten: Der Verzehr von mehr Vollwertkost anstelle von verarbeiteten Lebensmitteln kann dazu beitragen, das Risiko für die Entwicklung langfristiger Erkrankungen wie Diabetes, Herzerkrankungen und bestimmte Krebsarten zu verringern.
Fördern Sie das geistige Wohlbefinden: Eine ausgewogene Ernährung mit einem hohen Anteil an Vollwertkost kann sich positiv auf die Stimmung, die kognitive Leistungsfähigkeit und das allgemeine geistige Wohlbefinden auswirken.

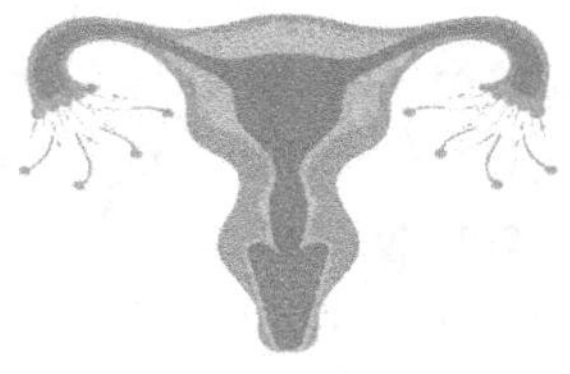

Anhang

Beispiel-Speisepläne zur Fruchtbarkeitsoptimierung

Hier sind zwei Beispiel-Speisepläne, die Konzepte zur Fruchtbarkeitsoptimierung kombinieren, wobei die genauen Speisepläne je nach individuellen Anforderungen und Vorlieben variieren können:

Erster Beispiel-Speiseplan:

Zum Frühstück:

Beeren, Mandeln und Chiasamen in Haferflocken

Müsli und Beeren gepaart mit griechischem Joghurt
Mittagessen:

Avocado, Quinoa und gemischtes Gemüse in einem
Lachssalat
Kombinieren Sie Vollkornbrot mit Linsensuppe
Abendessen ist

Gebratenes Hähnchen mit Gemüse und braunem Reis
Zu einem vegetarischen Chili werden schwarze Bohnen,
Mais und Kidneybohnen hinzugefügt.
Knabbereien:

Obst und Gemüse (z. B. Karottenstifte mit Hummus und
Apfelscheiben mit Nussbutter)
Hart gekochte Eier
Samen und Nüsse
Zweiter Beispiel-Speiseplan:

Zum Frühstück:

Avocado auf Vollkornbrot mit Rührei
Spinat, Banane, Mandelmilch und Proteinpulver in einem
Smoothie
Mittagessen:

Vollkornbrot mit Thunfischsalat, serviert mit einem
Beilagensalat

Süßkartoffel-Pommes und ein Burger mit schwarzen Bohnen, serviert auf einem Vollkornbrötchen
Abendessen ist

Puten-Chili serviert mit Vollkorn-Maisbrot und gebackenem Tofu, gepaart mit geröstetem Gemüse und braunem Reis
Knabbereien:

Obst mit Hüttenkäse
Nüsse, Samen und Trockenfrüchte im Studentenfutter

Wichtige Punkte:

Abwechslung: Durch die Einbeziehung verschiedener Ernährungskategorien bieten diese Diäten eine Reihe lebenswichtiger Nährstoffe.
Vollkornprodukte: Für eine langfristige Kalorien- und Ballaststoffzufuhr sind in den meisten Mahlzeiten Vollkornprodukte enthalten.
Obst und Gemüse: Für die antioxidativen Vorteile enthalten beide Kuren mehrere Portionen Obst und Gemüse.
Gute Fette: Nüsse, Samen, Avocados und Olivenöl sind als Quellen für gute Fette enthalten.
Mageres Protein: Quellen für mageres Protein wie Fisch, Geflügel, Eier, Linsen und Tofu sind in beiden Diäten enthalten.

Abrufen:

Dies sind nur Vorschläge; Sie können sie an Ihren Geschmack und Ihre Ernährungsbedürfnisse anpassen.

Lassen Sie sich von einem medizinischen Experten oder qualifizierten Ernährungsberater beraten, um individuelle Empfehlungen basierend auf Ihren individuellen Anforderungen und Reproduktionszielen zu erhalten.

Konzentrieren Sie sich für eine optimale Gesundheit und Fruchtbarkeit darauf, eine Reihe vollwertiger, unverarbeiteter Lebensmittel in Ihre Ernährung aufzunehmen.

Es ist wichtig zu bedenken, dass die individuellen Ergebnisse unterschiedlich sein können und dass diese Ernährungsmuster keine erhöhte Fruchtbarkeit gewährleisten. Andererseits könnten gute Essgewohnheiten und der Schwerpunkt auf nährstoffreiche Mahlzeiten das allgemeine Wohlbefinden verbessern und möglicherweise die Empfängnis fördern.

Zusätzliche Rezeptvorschläge (optional)

Ein Gericht aus Rührei, schwarzen Bohnen, Avocado, Salsa und Vollkorn-Tortillas zum Frühstück.

Overnight Oats mit Chia-Pudding: Für ein proteinreiches Frühstück mischen Sie Chiasamen, Milch, Joghurt und Ihre bevorzugten Früchte und Nüsse.

Eine leckere und sättigende Wahl ist das Spinat-Feta-Omelett, das aus Spinat, zerbröckeltem Feta-Käse und sonnengetrockneten Tomaten zubereitet wird.

Mittagessen:

Quinoa-Salat mit geröstetem Gemüse: Um einen farbenfrohen und ballaststoffreichen Salat zuzubereiten, mischen Sie Quinoa mit geröstetem Gemüse wie Karotten, Brokkoli und Kichererbsen.

Eine sättigende und wohltuende Suppe, die reich an Ballaststoffen und Proteinen ist, ist Linsensuppe, serviert mit Vollkornbrot.

Servieren Sie Burger mit schwarzen Bohnen auf Vollkornbrötchen mit Ihren bevorzugten Belägen für eine leckere und gesunde Variante eines klassischen Hamburgers.

Abendessen ist

Gebackener Lachs gepaart mit geröstetem Rosenkohl und Süßkartoffeln: Das geröstete Gemüse und die Süßkartoffel liefern lebenswichtige Vitamine und Ballaststoffe, während der gebackene Lachs herzgesunde Fette und Omega-3-Fettsäuren enthält.
Gebratenes Hühnchen mit braunem Reis und Gemüse ist ein flexibles Rezept, bei dem Sie Ihr eigenes Gemüse und Ihre eigenen Proteinquellen verwenden können.
Schwarze Bohnen, Kidneybohnen und Mais vereint in einem vegetarischen Chili, das sättigend und proteinreich ist.
Knabbereien:

Energiehäppchen: Ein schneller und nahrhafter Snack, hergestellt aus Haferflocken, Nussbutter, Trockenfrüchten und Samen.
Personalisierte Studentenfuttermischung: Mischen Sie Nüsse, Samen und getrocknete Früchte zu einer praktischen und sättigenden Snackkombination.
Gemüsesticks mit Hummus sind ein traditioneller und gesunder Dip-Snack.
Zusätzlicher Hinweis:

Versuchen Sie, die verwendeten Kräuter und Gewürze zu variieren, um den Geschmack Ihrer Speisen zu verbessern, ohne schädliche Zusatzstoffe zu verwenden.

Denken Sie beim Kochen daran, gesunde Fette wie Avocadoöl, Olivenöl oder Nüsse und Samen zu verwenden.

Achten Sie bei vegetarischen und veganen Optionen auf pflanzliche Proteinquellen wie Bohnen, Linsen, Tofu und Tempeh.

Denken Sie daran, tagsüber ausreichend Flüssigkeit zu sich zu nehmen, indem Sie viel Wasser zu sich nehmen.

Denken Sie daran, dass es viele köstliche und gesunde Gerichte gibt, die Ihnen bei Ihrer Suche nach Fruchtbarkeit helfen könnten. Dies sind nur einige Empfehlungen. Haben Sie Spaß, seien Sie erfinderisch und genießen Sie den Prozess, Ihren Körper mit echter, gesunder Nahrung zu versorgen.